Anatomische Fachwörter von A-Z

AF177744

Anatomische Fachwörter von A-Z

Mit Embryologie

1. Auflage

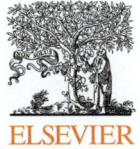

ELSEVIER

IV

Elsevier GmbH, Hackerbrücke 6, 80335 München, Deutschland
Wir freuen uns über Ihr Feedback und Ihre Anregungen an books.cs.muc@elsevier.com

ISBN 978-3-437-43196-8
eISBN 978-3-437-06155-4

Wichtiger Hinweis für den Benutzer

#Bitte passenden Haftungsausschluss verwenden. Übrige Haftungsausschlüsse streichen#
Ärzte/Praktiker und Forscher müssen sich bei der Bewertung und Anwendung aller hier beschriebenen Informationen, Methoden, Wirkstoffe oder Experimente stets auf ihre eigenen Erfahrungen und Kenntnisse verlassen. Bedingt durch den schnellen Wissenszuwachs insbesondere in den medizinischen Wissenschaften sollte eine unabhängige Überprüfung von Diagnosen und Arzneimitteldosierungen erfolgen. Im größtmöglichen Umfang des Gesetzes wird von Elsevier, den Autoren, Redakteuren oder Beitragenden keinerlei Haftung in Bezug auf jegliche Verletzung und/oder Schäden an Personen oder Eigentum, im Rahmen von Produkthaftung, Fahrlässigkeit oder anderweitig, übernommen. Dies gilt gleichermaßen für jegliche Anwendung oder Bedienung der in diesem Werk aufgeführten Methoden, Produkte, Anweisungen oder Konzepte.

Für die Vollständigkeit und Auswahl der aufgeführten Medikamente übernimmt der Verlag keine Gewähr.
Geschützte Warennamen (Warenzeichen) werden in der Regel besonders kenntlich gemacht (®). Aus dem Fehlen eines solchen Hinweises kann jedoch nicht automatisch geschlossen werden, dass es sich um einen freien Warennamen handelt.

Bibliografische Information der Deutschen Nationalbibliothek
Die Deutsche Nationalbibliothek verzeichnet diese Publikation in der Deutschen Nationalbibliografie; detaillierte bibliografische Daten sind im Internet über http://www.d-nb.de/ abrufbar.

20   21   22   23   24   5   4   3   2   1

Für Copyright in Bezug auf das verwendete Bildmaterial siehe Abbildungsnachweis

Um den Textfluss nicht zu stören, wurde bei Patienten und Berufsbezeichnungen die grammatikalisch maskuline Form gewählt. Selbstverständlich sind in diesen Fällen immer alle Geschlechter gemeint.

Planung: Katja Weimann
Projektmanagement: Ulrike Kriegel, München
Redaktion: Ulrike Kriegel, München
Satz: abavo GmbH, Buchloe/Deutschland
Druck und Bindung: Drukarnia Dimograf Sp. z o. o., Bielsko-Biała/Polen
Umschlaggestaltung: SpieszDesign, Neu-Ulm

Aktuelle Informationen finden Sie im Internet unter **www.elsevier.de**.

V

Abkürzungen

f	femininum	**(altind)**	altindisch
m	masculinum	**(altiran)**	altiranisch
n	neutrum	**(altnord)**	altnordisch
(Pl)	Plural	**(arab)**	arabisch
P.p.a.	Partizip Präsens aktiv	**(etrusk)**	etruskisch
P.p.p.	Partizip Präsens passiv	**(got)**	gotisch
Adj.	Adjektiv	**(gr)**	griechisch
Dim.	Diminutiv	**(idg)**	indogermanisch
	(Verkleinerungsform)	**(l)**	lateinisch
Komp.	Komparativ	**(lit)**	litauisch
Sup.	Superlativ	**(mhd)**	mittelhochdeutsch
(ahd)	althochdeutsch		

Allgemeine, d. h. nicht fachspezifische Vorsilben (Präfixe)

a- (gr)	(verneinendes Präfix)
a-, ab-, abs- (l)	von, von...her
ac-, ad-, af- (l)	zu, zu...hin, an, bei, heran
amphi- (gr)	ringsum, herum, zu beiden Seiten
ana- (gr)	auf, hinauf
ante- (l)	vor, vorher
anti- (l)	gegen
apo- (gr)	von...weg, von...her, voran, gleich nach
bi- (l)	zweifach
circum- (l)	rundum, um...herum
co-, col-, con-, com- (l)	mit, zusammen
de- (l)	weg, von, herab
dia- (gr)	durch, hindurch, auseinander
di-, dis- (gr)	zwei
e-, ex- (l)	aus, heraus
en- (gr)	innen, drin, hinein
endo- (gr)	innen, drinnen
ep-, epi- (gr)	auf, drauf, über
hemi- (gr)	halb
hyper- (gr)	über, darüber, oberhalb
hypo- (gr)	darunter, unter, unterhalb
infra- (l)	unterhalb von, unten, gering
in-, im- (l)	hinein
inter- (l)	zwischen
intra-, intro- (l)	innerhalb von
meso- (gr)	mittlere, zwischen; Mitte
meta- (gr)	nach, hinter
ob-, op- (l)	entgegen, gegenüber
par-, para- (gr)	neben, bei
per- (l)	durch, hindurch, ganz, völlig
peri- (gr)	um, herum, ringsum
post- (l)	nach, hinter, hinten
prae-, pre- (l)	vor, vorne, wegen, vor...her
pro- (l)	vorne hin, voran, für
pro-, pros- (gr)	vorwärts, vorne
quadri- (l)	vier(fach)
re- (l)	hinten, wieder
retro- (l)	zurück, dahinter
semi- (gr)	halb
sub- (l)	unter, unterhalb
super- (l)	über, nach oben
supra- (l)	oberhalb, über, darüber
syn-, sym- (gr)	mit, zusammen
tri-, tris- (l)	drei(fach)

Allgemeine, d. h. nicht fach-spezifische Nachsilben (Suffixe)

-aris, -e (l), -alis, -e (l), -eus, -a, -um (l): -isch, -ig (Herkunft oder Zugehörigkeit ausdrückend)

-ideus, -a, -um (l): -förmig, -artig (Ähnlichkeit ausdrückend)

-icus, -a, -um (l), -ivus, -a, -um (l): (betreffend)

-osus, -a, -um (l): (reich an etwas)

-ulus, -a, -um (l): (Verkleinerungsform)

Abbildungsnachweis

L126	Dr. med. Katja Dalkowski, Erlangen
L127	Jörg Mair, München
L275	Martin Hoffmann, Neu-Ulm

I Anatomie

A

Abdomen, -inis n (l) Bauch, Unterleib.– abdere (l): wegtun, verbergen.

abducens, -entis (l) wegführend.– P.p.a. von abducere (l): wegführen, wegziehen.

Abductor, -oris m (l) der Abzieher, Wegführer.

aberrans (l) abirrend.– P.p.a. von aberrare (l): abirren, sich irren, abkommen.

accessorius, -a, -um (l) hinzukommend, zusätzlich.– accedere (l): dazugeben, dazutreten; cedere (l): treten, gehen, zuteil werden.

Acetabulum, -i n (l) Hüftgelenkspfanne; urspr. das Essigschälchen.

Achilles, -is m (l) Achilleus: griechischer Held vor Troja; wurde von Paris durch einen von Apoll gelenkten Pfeil an der Ferse tödlich verwundet.

acromialis, -e (l) zur Schulterhöhe gehörend.– Adj. zu Acromion, -ii n (l).

Acromion, -ii n (l) Akrómion (gr): Schulterhöhe, Schulterspitze.– akros (gr): das Äußerste; o´-mos (gr): die Schulter, die höchstgelegene Stelle an der Schulter.

acusticus, -a, -um (l) das Hören betreffend.– akoúein (gr): hören.

Adductor, -oris m (l) Heranführer, Hinzuziehender.– adducere (l): heranführen, hinzuziehen; ducere (l): führen, ziehen.

Adhesio, -onis f (l) Anhaften.– adhaerere (l): an etwas hängen, festhängen, angrenzen, anhaften.

adiposus, -a, -um (l) fettreich, fetthaltig.– Adeps, -ipis m u. f (l): weiches Fett.

Aditus, -us m (l) Zugang, Eingang.– adire (l): hinzugehen, herangehen.

Adminiculum, -i n (l) Stütze, Beihilfe.– Minae, -arum f (l): die Zinnen, die Mauern.

Aequator [Equator], -oris m (l) größter Breitenkreis, Äquator.

afferens, -entis (l) herbeitragend.– P.p.a. von afferre (ad-ferre) (l): herbeitragen, herbeibringen, herantragen.

affixus, -a, -um (l) angeheftet, befestigt.– P.p.p. von affigere (ad-figere) (l): anheften.

Agger, -eris m (l) Wall, Damm.– aggerere (ad-gerere) (l): aufdämmen, vermehren.

aggregatus, -a, -um (l) zusammengeschart, nahe beieinanderliegend.– P.p.p. von aggregare (ad-gregare) (l): zusammenscharen, beigesellen.

Ala, -ae f (l) 1. der Flügel a) als Bewegungsorgan, b) als Ruder der Segelschiffe, c) als Flanken der Legionen; 2. die Achsel: als Reproduktion der Ala (Flügel) des Vogels.

albicans (l) weiß schimmernd.– P.p.a. von albicare (l): weiß sein, schimmern.

albugineus, -a, -um (l) weiß schimmernd.– Adj. zu Albugo, Tunica albuginea: derbe, weiße Bindegewebshülle.

Albugo, -inis f (l) weißer Fleck.– albus (l): weiß.

albus, -a, -um (l) weiß, weißglänzend.– Alphós (gr): weißer Ausschlag (Hautausschlag).

Allantois f (gr) wurstähnliche Haut, Harnsack.– Állas (gr): Wurst.

Alveolus, -i m (l) kleine Mulde, Bienenzelle.

ambiguus, -a, -um (l) sich nach zwei Seiten neigend.– ambigere (l): nach zwei Seiten treiben, schwanken.

Amnion, -ii n oder Amnios, -ii m (l) Schafhaut.– Ámnos (gr): Schaf.

Amphiarthrosis, -is f (l)   ringsum bebändertes Gelenk.– amphi (gr): ringsum, herum, zu beiden Seiten; Arthron (gr): Glied, Gelenk.

Ampulla, -ae f (l)   Gefäß aus Ton/ Glas mit engem Hals und blasig aufgetriebenem Bauch; kolbenförmige Verdickung.– Amphora, -ae f (l): zweihenkeliger Krug mit engem Hals; Amphoreús (gr): zweihenkeliges Gefäß; nach Hyrtl von Ampha, -ae f (l) (Griff) und Bulla, -ae f (l) (Blase).

amygdaloideus, -a, -um (l)   mandelähnlich, zu etwas Mandelähnlichem gehörend.– Amýgdale (gr): Mandel.

analis, -e (l)   zum After gehörend.– Adj. zu Anus.

Anastomosis, -is f (l)   Vereinigung oder Verbindung zweier Kanäle.– anastomóein (gr): eine Mündung herstellen, öffnen, eröffnen.

Anatomia, -ae f (l)   die Kunst des Zergliederns.– anatemnein (gr): zerschneiden, zergliedern.

anconeus, -a, -um (l)   zum Ellenbogen gehörig.– Ankō¯n (gr): der gebogene Arm, Ellenbogen.

Angiologia, -ae f (l)   Gefäßlehre.– Angeion (gr): (Blut-)Gefäß; Logos (gr): Wort, Sprache, Lehre.

Ansa, -ae f (l)   Öse, Schlinge, Henkel.– Hänia oder Ansia (gr): Zügel, der dem Zugvieh durch die Nase gezogene Zügel.

ante (l)   1. Präp.: vor, voran, voraus; 2. Adv.: vorne, vorwärts, vorher.

Angulus, -i m (l)   Winkel, Ecke.– Etym. unsicher; ankylos (gr): krumm.

Antebrachium, -ii n (l)   Unterarm, Vorderarm.– Brachium, -ii n (l): Arm.

anterior, -ius (l)   vorderer.– Komp. zu ante (l): vor, vorn gelegen.

Anthelix, -icis f (l)   Gegenwindung.– antí (gr): gegen; Hélix (gr): Windung.

Antitragus, -i m (l)   kleiner Höcker gegenüber dem Tragus.– Trágos (gr): Bock.

Antrum, -i n (l)   Grotte, Höhlung, Höhle.– Ántron (gr): Höhle.

Anulus, -i m (l)   kleiner Ring.

Anus, -i m (l)   Kreis, Ring, After(ring).

Aorta, -ae f (l)   Hauptschlagader.– aéirein (gr): etwas in die Höhe heben, um es zu tragen.

Apertura, -ae f (l)   Öffnung, Loch.– aperire (l): öffnen, erschließen, aufdecken.

Apex, -icis m (l)   äußerste Spitze.

apicalis, -e (l)   zur Spitze gehörend.– Adj. zu Apex.

Aponeurosis, -is f (l)   flächenhafte, platte Sehne.– neuróein (gr): die Sehne anspannen.

Appendix, -icis f (l)   Anhang, Anhängsel, Zugabe.– pendere: hängen, schweben.

Aqu(a)eductus, -us m (l)   Wasserleitung.– Aqua, -ae f (l): Wasser; Ductus, -us m (l): Zug, Leitung.

Arachnoidea, -ae f (l)   Spinnwebenhaut.– Aráchne (gr): Spinne.

Arbor, -oris f (l)   Baum.

arcuatus, -a, -um u. arcualis, -e (l)   bogenförmig gekrümmt.– Adj. zu Arcus.

Arcus, -us m (l)   Bogen, Kreisbogen.

Area, -ae f (l)   Bezirk, freie Fläche, Stelle.

Areola, -ae f (l)   Dim. zu Area.

Arteria, -ae f (l)   Schlagader, Arterie.– von Áer (gr): Luft u. täréein (gr): enthalten, bewahren.

Articulatio, -onis f (l)   Gelenk.– Articulus, -i m (l): Fingerglied, Knoten; Dim. zu Artus, -us m (l): Gelenk, Glied; artýein (gr): zusammenfügen, gliedern; Arthron (gr): Glied, Verbindung.

arytenoideus, -a, -um (l)   dem Schnabel einer Gießkanne ähnlich.– Arytaina (gr): Gießbecken, Gießkanne.

ascendens (l)   aufsteigend.– P.p.a. von ascendere (l): aufsteigen, sich erheben, emporsteigen.

asper, -era, -erum (l)   rau, uneben.

Atlas, -antis m (l)   1. Halswirbel.– Atlas: griechischer Heros, der die Säulen des Himmels trug.– tlas: P.p.a. von tlenai (gr): tragen; der starke Träger.

atrioventricularis, -e (l)   zum Vorhof und zur Kammer gehörig.– Atrium, -ii n (l): Vorhof, Vorraum; Ventriculus, -i m (l): Dim. zu Venter: Hohlraum, 1. Magen, 2. Herzkammer, 3. Hirnkammer; ventricularis, -e (l): Adj. zu Ventriculus.

Atrium, -ii n (l)   Vorhof, Halle.– etrusk. Ursprungs; Atarr (etrusk): befestigtes Gebäude.

auditivus, -a, -um (l)   das Hören betreffend.– audire: hören.

Auricula, -ae f (l)   „kleines Ohr". 1. Ohrmuschel, 2. Herzohr.– Dim. zu Auris.

Auris, -is f (l)   Ohr.– Ous (gr): Ohr.

autonomicus, -a, -um (l)   unabhängig.– autó-nomos (gr): selbständig, autonom.

Avis, -is f (l)   Vogel, Vorbedeutung.

axillaris, -e (l)   zur Achselhöhle gehörig.– Adj. zu Axilla, -ae f (l): die Achselhöhle; Dim. zu Ala.

Axis, -is m (l)   1. Achse, 2. zweiter Halswirbel; er gibt die ruhende Achse an, um welche sich der 1. Halswirbel dreht.– Áxon (gr): Wagenachse, Himmelsachse.

azygos, -on (gr)   unpaar, nicht gepaart, nicht verbunden.

B

basalis, -e u. basilaris, -e (l)   zur Basis gehörend, an der Basis liegend.– Adj. zu Basis.

basilicus, -a, -um (l)   königlich.– basilikos (gr): königlich; (arab): innen.– Basileus (gr): König.

Basis, -eos f (gr)   Grundfläche, Untergrund, Grundlage, „Basis".

biceps, -itis m (l)   zweiköpfig.– Caput, -itis n (l): der Kopf.

Bifurcatio, -onis f (l)   Gabelung.– Furca, -ae f (l): Gabel.

bilifer, -fera, -ferum (l)   Galle leitend.– Bilis, -is f (l): Galle; ferre (l): tragen, führen.

biliosus, -a, -um (l)   reich an Galle.

bipartitus, -a, -um (l)   zweigeteilt.– Pars, -tis f (l): Teil.

Brachium, -ii n (l)   Arm, Zweig, Stiel.– Brachion (gr): Oberarm, Arm.

Bregma, -atis n (l)   Vereinigungsstelle von Kranz- und Pfeilnaht.– Brégma (gr): Vorderkopf.

brevis, -e (l)   kurz, klein, schmal.– brachýs (gr): kurz.

bronchialis, -e (l)   zum Bronchus gehörend.– Adj. zu Bronchus.

Bronchus, -i m (l)   Hauptast der Luftröhre.– Bronchós (gr): Luftröhre, Kehle.

Bucca, -ae f (l)   Wange, Backe, Mund.– byktás (gr): heulend (vom Wind); bu (idg): aufblasen, schwellen.

Buccinator (richtig: Bucinator), -oris m (l)   Hornbläser.– Bucina, -ae f (l) = Hirten- und Waldhorn; Bykánä (gr): Horn, Trompete; Bos, bovis m (l): das Rind; canere (l): singen.

buccopharyngeus, -a, -um (l)   von der Wange zum Pharynx verlaufend.

bulbospongiosus, -a, -um (l)   zum schwammigen Schwellkörper gehörend.

bulbourethralis, -e (l) zum Schwellkörper und zur Harnröhre gehörig.

Bulbus, -i m (l) zwiebel- oder knollenförmige Anschwellung bzw. Verdickung.– Bólbos (gr): Anschwellung.

Bulla, -ae f (l) Blase, Kapsel, Knospe.

Bursa, -ae f (l) Beutel, Tasche, „Börse".– Býrsa (gr): abgezogene Haut, Fell, Schlauch.

C

Caecum, -i n (l) das Blinde.– caecus, -a, -um (l): blind, dunkel; Kaikias (gr): Nordostwind als der dunkle; kaikos (idg): blind, einäugig.

caeruleus, -a, -um (l) blau, bläulich.– Caelum, -i n (l): Himmel.

Calamus, -i m (l) Rohr, Schreibfeder, Halm, Stängel.– Kálamos (gr): Rohr, Halm.

Calcaneus, -i m, auch Calcaneum, -i n (l) Fersenbein.– Calx, -cis f (l): Ferse, Fuß; calcare (l): mit Füßen treten, stoßen.

calcaneus, -a, -um (l) zum Calcaneus gehörig.– Adj. zu Calcaneus.

Calcar, -aris n (l) Sporn (z. B. des Hahns).– calcare (l): treten, betreten, mit Füßen treten.

callosus, -a, -um (l) schwielig, dickkantig.– Callum, -i n (l): Schwiele, Schwarte.

Calvaria, -ae f (l) Hirnschale, Schädel, Schädeldach.– Calva, -ae f (l): Hirnschale.– calvus, -a, -um (l): kahl, haarlos.

Calyx (richtig: Calix), -icis f (l) Kelch, Blumenkelch, Knospe.– Kályx (gr): Becher, Trinkbecher.

Camera, -ae f (l) Kammer, Gewölbe.– Kamara (gr): Gewölbe.

Canaliculus, -i m oder Canalicula, -ae f (l) Dim. zu Canalis; urspr.: Kánna (gr): Rohr.

canalis, -e (l) röhrenförmig.– Adj. zu Canna, -ae f (l): die Röhre, der Kanal; ebenso

Canalis, -is m u. f (l) Röhre, Kanal, Rinne.

caninus, -a, -um (l) zum Hunde gehörig.– Canis, -is m u. f. (l): Hund.

capitalis, -e u. capitatus, -a, -um (l) Adj. zu Caput.

Capitulum, -i n (l) Köpfchen.– Dim. zu Caput.

Capsula, -ae f (l) kleine Kapsel.– Dim. zu Capsa, -ae f (l): Kapsel (für die Bücherrollen); capere (l): fassen, packen; Kápsa (gr): die Kapsel; káptein (gr): fassen, greifen.

Caput, -itis n (l) Kopf, Haupt, Hauptsache.– Kephalé (gr): Kopf.

Cardia, -ae f (l) Magenmund, Öffnung.– Kardía (gr): 1. Herz, 2. Magenmund.

Carina, -ae f (l) Kiel; vorspringende Leiste.– Káronon (gr): Nuss, Nussbaum.

Carotis, -idis f (l) Kopfschlagader.– Kar(a) (gr): Kopf; Karos (gr): Schwindel; karoein (gr): betäuben.

Carpus, -i m (l) Handgelenk, Handwurzel, urspr.: Abgepflücktes, Frucht.– carpere (l): pflücken, ernten; karpízesthai (gr): ernten; Karpós (gr): Stelle, durch welche die Hand mit dem Vorderarm beweglich zusammenhängt.

Cartilago, -inis f (l) Knorpel am menschlichen und tierischen Körper sowie an Pflanzen.

Caruncula, -ae f (l) Fleischwärzchen, warzenförmige Erhebung.– Dim. zu Caro, carnis f (l): das Fleisch; Kréas (gr): Fleisch.

Cauda, -ae f (l) Schwanz, Schweif; anat.: allgemein Endabschnitt (von allen Organen).

caudalis, -e (l) zum Schwanz (nach unten) weisend.– Adj. zu Cauda.

caudatus, -a, -um (l) geschwänzt.

Caverna, -ae f (l) Höhle, Kaverne.– vgl. Cavum.

cavernosus, -a, -um (l) höhlenreich.– Adj. zu Caverna. Corpus cavernosum penis: Penisschwellkörper.

Cavitas, -atis f (l) Höhlung.

Cavum, -i n, auch Cavus, -i m (l) Hohlraum, Höhlung, Loch.– kóilos (gr): hohl.

centralis, -e (l) im Mittelpunkt liegend, in der Mitte befindlich.– Adj. zu Centrum, -i n (l): Mittelpunkt.

cephalicus, -a, -um (l) den Kopf betreffend.

cerato- (l) anat. in Zusammensetzungen für das große Zungenbeinhorn und für das untere Horn des Schildknorpels gebrauchte Bezeichnung.– Kéras (gr): Horn, Bogen, Geweih.

ceratopharyngeus, -a, -um (l) vom Zungenbein zum Pharynx ziehend.

Cerebellum, -i n (l) kleines Gehirn, Kleinhirn.– Dim. zu Cerebrum.

Cerebrum, -i n (l) Gehirn, Großhirn.– Von Karára und Kára (gr): Kopf.

Cervix, -icis f (l) Hals, Nacken.– Kerbikárion (gr): Kopfbänder, Kopfhalter.

Chiasma, -atis n (l) Zeichen eines schiefen Kreuzes ähnlich dem des griechischen Buchstabens Chi: X.– chiazein (gr): spalten, ritzen.

Choana, -ae f (l) hintere Nasenöffnung.– Choáne (gr): Trichter, Schmelzgrube, Schmelztiegel.

choledochus, -a, -um (l) galleführend.– Chole (gr): Galle; déchesthai (gr): aufnehmen, enthalten.

chondro- (gr) Vorsilbe, von Chondros (gr): Knorpel, Korn, Graupe.

chondropharyngeus, -a, -um (l) vom Zungenbein zum Pharynx ziehend; siehe chondro- u. pharyngeus.

Chorda, -ae f (l) Darmsaite; anat.: Strang, Saite.– Chórde (gr): Darm.

Choroidea, -ae f (l) Aderhaut des Auges.– Chórion (gr): Haut; -eidés (gr): ähnlich; Corium, -i n (l): Haut.

Chylus, -i m (l) Darmlymphe.– Chylos (gr): Saft, Brühe, Feuchtigkeit.

ciliaris, -e (l) zum Augenlid, zu den Wimpern gehörend, wimpernähnlich.

Cilium, -ii n (l) Wimper; urspr. Augenlid.

cinereus, -a, -um (l) aschgrau.– Adj. zu Cinis, -eris m (l): Asche, Totenasche; Konis (gr): Staub.

Cingulum, -i n (l) Gürtel.– Kinklís (gr): Gitter, Umfriedung; cingere (l): gürten.

Circulus, -i m (l) Kreis.– Dim. zu Circus, -i m (l): Kreis, Ring; Kirkos (gr): Ring, Kreis.

Circumferentia, -ae f (l) Umkreis, Umfang.– circum (l): Adv. von Circus: im Kreis; Vorsilbe für: ringsumher, ringsum; ferentia von ferre (l) u. pherein (gr): tragen, bringen.

circumflexus, -a, -um (l) umgebogen.– als Subst. (Wölbung) oder als P.p.p. von circumflectere (l): umbiegen, umfahren.

Cisterna, -ae f (l) Zisterne, unterirdischer Behälter für Ansammlung des Regenwassers.– Cista, -ae f (l): die Kiste; Kístä (gr): Korb, Kiste.

Claustrum, -i n (l) Schloß, Riegel, Schranke.– claúdere (l): schließen, zumachen; kleíein (gr): absperren.

Clavicula, -ae f (l) Schlüsselchen; anat.: Schlüsselbein.– Dim. von Clavis, -is f (l): der Schlüssel. Kleis (gr): Riegel, hakenförmige Öse, Ruderrolle, Schlüsselbein; kleíein (gr): verschließen mit einem Riegel, Balken.

clinoideus, -a, -um (l) lagerähn-
lich, bettlägerig.– klinoeides (gr): la-
gerähnlich; Klíná: Lager, Bett, Sofa;
-eidés: ähnlich, -förmig.
Clitoris, -idis f (l) Kitzler.– Kleito-
ris (gr): Kitzler.
Clivus, -i m (l) Hügel, Abhang.–
clivis (l): ansteigend, abschüssig, ge-
neigt; klinein (gr): neigen, beugen.
Clunis, -is m (l) Hinterbacke.–
Clunes, -ium (Pl): Gesäß; Klónis (gr):
Steißbein.
coccygeus, -a, -um (l) zum Steißbein gehörend.– Adj. zu Coccyx, -igis
m (l): der Kuckuck.
Cochlea, -ae f (l) Schnecke mit ge-
wundener Schale, Wendeltreppe.–
Kochlías (gr): Schnecke; Cochlear,
-aris m (l): Löffel.
cochlearis, -e (l) zur Schnecke gehörend.– Adj. zu Cochlea.
coeliacus, -a, -um (l) zur Bauchhöhle gehörend.– Koilia (gr): Höhle,
jede Höhle im menschlichen Leib,
Bauchhöhle, Unterleib; koilíakos
(gr): Adj. zu Koilia.
colicus, -a, -um (l): Adj. zu Colon.
collateralis, -e (l) seitlich, zusammen auf einer Seite.– lateralis, -e (l):
Adj. zu Latus, -eris n (l): Seite, Flan-
ke.
Colliculus, -i m (l) kleiner Hügel.–
Dim. zu Collis.
Collis, -is m (l) Anhöhe, Hügel.–
Kolonós (gr): Hügel, Gipfel, Spitze.
**Collum, -i n oder Collus, -i m
(l)** Hals von Menschen und Tie-
ren.– Kýklos (gr) u. Colxs (got):
Kreis, Hals.
Colon, -i n (l) Hauptteil des Dick-
darms: der Grimmdarm. Vielleicht
von cholázesthai (gr): winden, krüm-
men (Kolikschmerz) oder von
kohlýein (gr): zurückhalten, wehren.
Columna, -ae f (l) kleine Säule,
Fuß, Zäpfchen.– Kylindros (gr):
Rundholz, Walze.

comitans, -antis (l) begleitend.–
P.p.a. von comitare (l): begleiten; Co-
mes, -itis, m u. f (l): Begleiter; ire (l):
gehen.
Commissura, -ae f (l) Verbindung.– committere (l): zusammenfügen, vereinigen, verbinden.
communicans P.p.a. von commu-
nicare (l): verbinden.
communis, -e (l) gemeinsam, mit-
leistend, mitpflichtend.– Adj. zu
Commune, -is n (l): gemeinsames
Gut, Gemeingut; co-, com- (l): mit,
zusammen; Moenia, -ium n (l): Leis-
tungen, Pflichten.
Compages, -is f (l) Zusammenfü-
gung, Gefüge.– compingere (l): zusammenfügen. Compages thoracis:
Brustkorb.
Concha, -ae f (l) Muschel, Höhle.–
Kónche (gr): Muschel, Schnecke.
Condylus, -i m (l) Gelenkhöcker,
Gelenkkopf.– Kondylos (gr): Finger-
knöchel, Gelenkkopf; kondos (gr):
rundlich.
condyloideus, -a, -um (l) einem
Höcker ähnlich.
condylaris, -e (l) höckerig.
Confluens, -entis m (l) Zusam-
menfluss.– confluere (l): zusammen-
fließen, zusammenkommen.
conicus, -a, -um (l) kegelförmig,
konisch.– Adj. zu Conus.
Coniotomia, -ae f (l) Querschnitt
durch das Lig. cricothyroideum me-
dianum zwischen Schild- u. Ringknorpel in den Conus laryngis hinein.
**Conjugatio, -onis m u. Conjugata,
-ae f (l)** Verbindung.– conjugare =
conjungere (l): verbinden, zusam-
menhängen; con- (l): zusammen,
mit; jugare (l): jochen, paaren.
conjunctivus, -a, -um (l) der Verbindung dienend.– conjungere (l):
verbinden, vereinigen.

connexus, -a, -um (l) verbunden, verknüpft.– P.p.p. von connectere (l): verbinden; con- (l): zusammen, mit; nectere (l): knüpfen, binden, fassen.

conoideus, -a, -um (l) kegelförmig.– konoides (gr): kegelähnlich; Kónos: Keil; -eidés: ähnlich.

Constrictor, -oris m (l) Zusammenzieher.– constringere (l): zusammenziehen, zusammenschnüren.

contortus, -a, -um (l) gewunden, schwungvoll, kräftig.– P.p.p. von contorquere (l): winden, herumdrehen, schwingen, herumwenden.

Conus, -i m (l) Kegel, Konus.– Kónos (gr): Kegel.

Cor, cordis n (l) Herz als Organ und als Gemüt; anat.: Herz.– Kár (idg): Herz, Gemüt.

coracobrachialis, -e (l) zum Rabenschnabelfortsatz und zum Arm gehörend.

coracoideus, -a, -um (l) rabenschnabelähnlich.– Korax (gr): Rabe; -eidés (gr): ähnlich.

Corium, -i n (l) Haut, Lederhaut, dicke Haut.– Chórion (gr): Haut, Leder, besonders die Haut der Eingeweide.

Cornea (ergänze Membrana ...) Hornhaut des Auges.– Cornu, -us n (l): Horn.

corniculatus, -a, -um (l) mit einem Hörnchen versehen.– Corniculus, -i m (l): Hörnchen, Dim. zu Cornu.

Corona, -ae f (l) Kranz, Krone, Haken.– Koro´-ne (gr): 1. Krähe; 2. Bezeichnung für verschiedene gekrümmte und gerundete Gegenstände; 3. Haken am Ende des Bogens, an welchem die Bogensehne mittels eines Ringes eingehängt wird.

Corpus, -oris n (l) Körper, Leib, Rumpf.

Corrugator, -oris m (l) Runzeler.– corrugare (l): runzelig machen, zusammenrümpfen; cor-, con- (l): zusammen, mit; Ruga, -ae f (l): Hautfalte.

Cortex, -icis m (l) Rinde, Baumrinde, Schale, Kork.

Costa, -ae f (l) Rippe.

costalis, -e (l) zur Rippe gehörend, die Rippe betreffend.– Adj. zu Costa.

costodiaphragmaticus, -a, -um (l) von der Rippe zum Zwerchfell ziehend.

costomediastinalis, -e (l) von der Rippe zum Mittelfell ziehend.

Coxa, -ae f (l) Hüfte; eigentl. Schenkelbein.– Káksa (altind): Achselgrube.

cranialis, -e (l) kopfwärts, zum Schädel gehörend oder weisend.– Adj. zu Cranium.

Cranium, -ii n (l) Schädel, knöcherner Schädel.– Kránion (gr): Schädel, Hirnschale, eigentl.: Helm.

crassus, -a, -um (l) dick, fett, stark.– Vielleicht von: krátos (gr): stark, hart.

Cremaster, -eris m (l) Aufhänger.– kremánnymi (gr): aufhängen, schweben lassen.

crenatus, -a, -um (l) gekerbt.– Crena, -ae f (l): Kerbe, Spalte, Einschnitt.

cribrosus, -a, -um (l) siebartig, reich an Sieben.– Cribrum, -i m (l): Sieb; cernere (l) u. krínein (gr): unterscheiden, scheiden, sich entscheiden.

cricoarytenoideus, -a, -um (l) vom Ringknorpel zum Gießbeckenknorpel verlaufend; siehe cricoideus u. arytenoideus.

cricoideus, -a, -um (l) ringförmig.– Kríkos (gr): Ring.

cricopharyngeus, -a, -um (l) vom Ringknorpel zum Pharynx verlaufend; siehe cricoideus u. pharyngeus.

cricothyroideus, -a, -um (l) vom Ringknorpel zum Schildknorpel verlaufend.

cricotrachealis, -e (l) vom Ringknorpel zur Trachea verlaufend; siehe cricoideus u. trachealis.

Crista, -ae f (l) Leiste, Kante, Kamm auf dem Helm, eigentl.: Federbusch auf dem Kamm.

cruciatus, -a, -um (l) gekreuzt; 1. gemartert; 2. anat.: gekreuzt im Sinne des X.– P.p.p. von cruciare (l): kreuzigen, martern; Crux, crucis f (l): Kreuz sowohl in Form eines T als auch X (meist T), Marterholz.

cruciformis, -e kreuzähnlich, kreuzförmig.– Crux, crucis f (l): Kreuz; Forma, -ae f (l): Form.

Crus, cruris n (l) 1. Unterschenkel, Bein; 2. Gebilde, die nach Form und Anordnung mit Schenkeln verglichen werden.

Cubitus, -i m (l) oder Cubitum, -i n (l) Ellenbogen, Ellenbogengelenk, Unterarm.– cubare (l): liegen; Kybiton (gr): Ellenbogen, Schale, Schüssel, daraus Cubus, -i m (l): Kubus, Würfel (Kubik); Kybos (gr): Höhlung vor der Hüfte beim Vieh, Wirbelknochen, Würfel, eigentl.: Auge auf dem Würfel.

cuboideus, -a, -um (l) würfelförmig.

Culmen, -inis n (l) Gipfel, Spitze, der höchste Punkt.– Columna, -ae f (l): Säule.

Cumulus, -i m (l) Hügel, Masse, Gipfel, Schwall.– cumulare (l): anhäufen, zunehmen, wachsen; Kýma (gr): Wall; Kymelos (idg): Anschwellung, Zuwachs.

cuneiformis, -e (l) keilförmig.– Cuneus, -i m (l): Keil, keilförmige Anordnung; Forma, -ae f (l): Form.

Cuneus, -i m (l) Keil, keilförmige Anordnung.

Cupula, -ae f (l) Kuppel.– Dim. zu Cupa, -ae f (l): die Tonne, das Grab; Kýpae (gr): Grube, Gewölbe, Dach in Form einer Halbkugel, Kuppe.

Curvatura, -ae f (l) Krümmung, Biegung.– curvare (l): krümmen, biegen, beugen; korónos (gr): gekrümmt; kýrtos (gr): krumm.

Cuspis, -idis f (l) Spitze, Spieß, Stachel; anat.: Zipfel, Segel.

cutaneus, -a, -um Adj. zu Cutis.

Cutis, -is f (l) Haut, Hülle, Oberfläche.– Kýtos (gr): Hülle, Haut, Gefäß, Urne; Skýtos (gr): Haut, Leder; vgl. Corium.

Cymba, -ae f (l) anat.: nachenartige Vertiefung an der Ohrmuschel.– Kymbe (gr): Nachen.

cysticus, -a, -um (l) zur Blase gehörend.– Adj. zu Cystis, -is f (l): Blase, Gallen-, Harnblase; Kýstis (gr): Harnblase.

D

dartos (gr) anat.: in Tunica dartos: Fleischhaut des Hodensacks.– dartós (gr): abgehäutet, und zwar abgehäutete Haut; dárein (gr): abhäuten, schinden.

deciduus, -a, -um (l) abfallend, hinfällig.– decidere (l): abfallen, wegfallen.

Declive, -is n (l) Abhang.– declivis, -e (l): abschüssig; de (l): ab, herab; Clivus, -i m (l): Hügel, Lehne; clinare (l) u. klínein (gr): lehnen, sich neigen.

Decussatio, -ionis (l) Kreuzung.– decussare (l): in die Form eines X bringen.

decussatus, -a, -um (l) X-geformt.– P.p.p. von decussare (l).

deferens, -entis (l) herabtragend, herabführend.– P.p.a. von deferre (l): herabtragen, herabführen, abführen, wegtragen.

D

deltoideopectoralis, -e (l) zum M. deltoideus und M. pectoralis gehörend.

deltoideus, -a, -um (l) deltaförmig.– Délta (gr): dreieckiger griech. Buchstabe.

Dens, dentis m (l) Zahn, Zinke.– Odoús (gr): Zahn, Zinke.

dentalis, -e (l) zum Zahn gehörend.– Adj. zu Dens.

dentatus, -a, -um (l) mit Zähnen versehen.

denticulatus, -a, -um (l) mit Zähnchen bzw. Zacken versehen.– Denticulus: Zähnchen, Zacke; Dim. zu Dens.

Dentinum, -i n (l) Zahnbein.– Dens, dentis m (l): der Zahn; Dentinum ist Substantiv. Adj. dentinus, -a, -um (l): zum Zahn gehörig.

depellatus, -a, -um (l) hinabgetrieben, weggeführt.– P.p.p. von depellare (l): hinabtreiben, weg-, fortleiten; de- (l): weg, von, herab; pellere (l): treiben.

Depressor, -oris m (l) Herabdrücker.– deprimere (l): herabdrücken.

descendens, -entis (l) herabsteigend.– P.p.a. von descendere (l): herabsteigen, herabgehen, sich herablassen.

dexter, -tra, -trum (l) rechts, günstig, (der, die, das) Rechte.– dexios (gr): rechts, günstig.

diagonalis, -e (l) u. Diagonalis, -is f (l) schräg und die Schräge; diá- (gr): durch, hindurch; Go‾nia (gr): Winkel, Ecke.

Diameter, -tri f (l) Durchmesser.– diá- (gr): durch, hindurch; Metron (gr): Maß.

Diaphragma, -atis n (l) Scheidewand, Grenzwand, Zwerchfell.– diaphrássein (gr): durch eine Scheidewand trennen; phrássein: abtrennen, umzäunen.

Diaphysis, -is f (l) Diaphyse, Mittelstück des Röhrenknochens.– diaphýsthai (gr): dazwischenwachsen, durchwachsen, auseinander wachsen.

Diarthrosis, -is f (l) freie Gelenkverbindung.– Diárthrosis (gr): das Zerlegen in Glieder; Árthron (gr): Gelenk, Glied.

Diencephalon, -i n (l) Zwischenhirn.– diá- (gr): durch, zwischen; Enképhalos (gr): das, was im Kopf ist (Gehirn).

Digastricus, -i m (l) der Zweibäuchige.– Gast΄är (gr): Bauch, Magen.

digitalis, -e (l) zum Finger gehörend.– Adj. zu Digitus.

Digitatio, -onis f (l) finger-, (klauen)artige Bildung.– Digitus, -i m (l): Finger, zehenförmige Eindrücke.

digitatus, -a, -um u. digitus, -a, -um (l) mit fingerartigen Gebilden versehen.– Adj. zu Digitus.

Digitus, -i m (l) Finger, Zehe.– Dáktylos (gr): Finger, Zehe.

Dilatator [Dilator], -oris m (l) Erweiterer, Auseinanderzieher.– dilatare (l): erweitern, ausbreiten, ausdehnen.

Diploe, -oes f (l) Diploë.– Diplóä (gr): Doppelteil, das zwischen den Tafeln Liegende.

diploicus, -a, -um (l) zur Diploë gehörend.– Adj. zu Diploë.

Discus, -i m (l) (Wurf-)Scheibe.– Diskos (gr): Scheibe, Wurfscheibe.

distalis, -e (l) distal, weiter vom Rumpf entfernt liegend; Gegensatz zu proximal.– di- (l): auseinander; stare (l): stehen.

Diverticulum, -i n (l) Seitenweg, Abzweigung, Herberge, Divertikel; anat.: Ausstülpung umschriebener Wandteile eines Hohlorgans.– divertere (l): abwenden, vom Weg gehen, einkehren.

dorsalis, -e (l) 1. zum Rücken gehörend; 2. dorsal, zum Rücken hin, rückenwärts.– Adj. zu Dorsum.

Dorsum, -i n (l) Rücken, Bergrücken.– De(i)rás (gr): Anhöhe, Hügel.

Ductus, -us m (l) Führung, Leitung; anat.: Gang, Kanal.– deuco (idg) u. ducere (l): führen, leiten, ziehen.

Duodenum, -i n (l) das Zwölffache; anat.: Zwölffingerdarm.– duodenus (l): zwölffach; duodeni (l): je zwölf; dodekadáktylon (gr): zwölf Finger.

durus, -a, -um (l) hart, derb.– Drýs (gr): Eiche.

E

efferens, -entis (l) herausführend, abführend.– P.p.a. von efferre (l): herausführen, emporsteigen, hervorbringen, abführen.

ejaculatorius, -a, -um (l) dem Herausschleudern dienend.– eiaculári (l): herausschleudern, auswerfen; eicere (l): herauswerfen; vgl.: Ejakulat.

elasticus, -a, -um (l) elastisch im Sinne reversibler Dehnbarkeit.– elaúnein (gr): treiben, in die Länge ziehen.

emboliformis, -e (l) pfropfenförmig.– Émbolos (gr): Pfropf; Forma, -ae f (l): Gestalt, Form.

Eminentia, -ae f (l) Erhöhung, das Hervorragende.– eminere (l): hervor-, herausragen; Mons, -tis m (l): Berg.

Emissarium, -ii n (l) Abflusskanal, Abzugsgraben.– mittere (l): schicken, senden.

enamelum, -i n (l) Zahnschmelz.– Enamel (engl): Schmelz; willkürliche moderne Wortschöpfung über altfranzösisch: esmail und althochdeutsch: smelzen.

encephalicus, -a, -um Adj. zu Encephalon.

Encephalon, -i n (l) Gehirn, was im Kopf ist.– Kephalé (gr): Kopf.

Endocardium, -ii n (l) Herzinnenhaut, Endokard.– Kardía (gr): Herz.

Endolympha, -ae f (l) Flüssigkeit innerhalb des häutigen Labyrinths.– Lympha: Quellwasser, klare Flüssigkeit.

Endometrium, ii n (l) Schleimhaut der Gebärmutter.– Mʹátra (gr): Gebärmutter.

endothoracicus, -a, -um (l) innerhalb des Brustkorbs gelegen.– Thórax (gr): Brustharnisch.

entericus, -a, -um (l) zu den Eingeweiden gehörend.– Énteron (gr): Darm, Eingeweide.

Ependyma, -atis n (l) gliöse Auskleidung der Binnenräume des Zentralnervensystems.– Epéndyma (gr): Oberkleid, Überzug; endýein (gr): bekleiden.

Epicardium, -ii n (l) dem Herz aufliegendes, viszerales, seröses Blatt des Herzbeutels.– Kardía (gr): Herz.

Epicondylus, -i m (l) der auf dem Condylus liegende Fortsatz.– Kondylos (gr): Knorren, Condylus.

epicranius, -a, -um (l) auf dem Schädel befindlich.– Kraníon (gr): Kopf, Schädel.

Epidermis, -idis f (l) Oberhaut, epithelialer Anteil der Haut.– Dérma (gr): Haut.

Epididymis, -idis f (l) Nebenhoden.– Dídymoi (gr): Zwillinge, Hoden.

epiduralis, -e (l) auf der Dura mater liegend.

Epigastrium, -i n (l) Magengrube.– Gastʹär (gr): Magen.

epigastricus, -a, -um (l) auf dem Magen befindlich, zur Bauchwand gehörend.– gastricus (l): Adj. zu Gaster.

epiglotticus, -a, -um (l) zum Kehldeckel gehörend.– Adj. zu Epiglottis.

Epiglottis, -idis f (l) Kehldeckel.– Glo´-tta (gr): Stimmapparat, Sprache.

Epipharynx, -yngis f (l) Nasenrachen.

Epiphysis, -eos f (l) 1. Gelenkende des Röhrenknochens; 2. Zirbeldrüse.– Epiphýsis (gr): Zuwachs, Ansatz; epiphýomai (gr): auf etwas wachsen, anwachsen; phýein: wachsen lassen.

epiploicus, -a, -um (l) zum großen Netz gehörend.– Epiplóon (gr): das darauf Schwimmende; pleéin (gr): schwimmen, segeln.

episcleralis, -e (l) auf der Sclera liegend.– Skléra (gr): feste Hülle des Augapfels; skléros (gr): hart.

Epistropheus, -ei m (l) 2. Halswirbel, jetzt Axis.– Epistrópheus (gr): Umdreher; stréphein (gr): wenden.

Epithalamus, -i m (l) auf dem Thalamus liegender Gehirnabschnitt.– Thálamos (gr): Schlafgemach, Hohlraum.

epitympanicus, -a, -um (l) auf der Paukenhöhle befindlich.– Týmpanon (gr): Handpauke, Tamburin.

Eponychium, -ii n (l) am hinteren Nagelrand liegender Epithelstreifen.– Ónyx (gr): Nagel, Nagelbett, Kralle, Klaue.

Epoophóron, -i n (l) Nebeneierstock.– o¯ophóros (gr): Eier tragend; O¯ón (gr): Ei; phérein (gr): tragen, bringen.

equinus, -a, -um (l) zum Pferde gehörend.– Equus, -i m (l): Pferd; Híppos (gr): Pferd.

Erector, -oris m (l) Aufrichter (Erektion).– erigere (l): aufrichten; regere (l): lenken, richten (regieren).

ethmoidalis, -e (l) siebähnlich, siebartig.– Éthmos (gr): Sieb, Seihetuch.

Excavatio, -onis f (l) Aushöhlung.– excavare (l): aushöhlen.

excretorius, -a, -um (l) der Ausscheidung dienend.– excernere (l): ausscheiden, aussondern, absondern.

Extensor, -oris m (l) Strecker, Ausspanner.– extendere (l): ausstrecken, ausspannen;– tendere (l): spannen, strecken, ziehen; teínein (gr): spannen, strecken, ziehen.

externus, -a, -um (l) äußere, äußerlich.– exter (l): außerhalb, außen.

Extremitas, -atis f (l) äußerster Punkt, Ende.– extremus, -a, -um (l): später, äußerstes Ende, Gliedmaße (extrem).

F

facialis, -e (l) Adj. zu Facies.

Facies, -ei f (l) Gestalt, Körperbau, Figur, Aussehen, Erscheinung, Gesicht.– facere (l): tun, machen, bewirken, hervorbringen.

falciformis, -e (l) sichelförmig.– Adj. zu Falx.

Falx, falcis f (l) Sichel.– Zánklon (gr): Sichel.

Fascia, -ae f (l) Binde, Band.– Fascis, -is m (l): Bündel, Rutenbündel; Phákelos (gr): Bündel.

Fasciculus, -i m (l) Dim. zu Fascia.

fasciolaris, -e (l) zum Band gehörend, bandähnlich.– Adj. zu Fasciola, -ae f (l): kleine Binde, Bändchen; Dim. zu Fascia.

Fastigium, -i n (l) Giebel, Steigung, Erhebung.– fastigo (l) u. farstigo (idg): aufsteigen lassen.

Fauces, faucium f (l) Schlund, Kehle.

felleus, -a, -um (l) gallig.– Adj. zu Fel, Fellis n (l): Galle.

femoralis, -e (l) Adj. zu Femur.

Femur, -oris n (l) Oberschenkel, Oberschenkelbein.

Fenestra, -ae f (l) Fenster, Öffnung, Loch.– phanerós (gr): hell, klar, sichtbar, vor allen Augen sichtbar.

ferrugíneus, -a, -um (l) schwarz, schwärzlich, dunkel, rostfarbig.– Ferrúgo, -inis f (l): Eisenrost, rostbraune Farbe; Ferrum (l): Eisen; Aerugo, -inis f (l): Grünspan.

Fetus, -us m (l) Leibesfrucht, Gebären, Zeugung, Brut, Frucht.– féo (l): trächtig sein, ergiebig sein.

Fibra, -ae f (l) Faser (Pflanzen-, Wurzelfaser).

fibrinus, -a, -um (l) Adj. zu Fiber, -bri m (l): Biber (Fibrin).

Fibrocartilago, -inis m (l) Faserknorpel.

fibrosus, -a, -um (l) faserig, fibrös.– Adj. zu Fibra.

Fibula, -ae f (l) Spange, Klammer, Schnalle, Wadenbein.– fibulare (l): heften; Fibulatio: Verbolzung.

filiformis, -e (l) fadenförmig.– Adj. zu Filum: Faden und Forma, -ae f (l): Gestalt, Form.

Filum, -i n (l) Faden, Saite.

Fimbria, -ae f (l) Franse, Haargekräusel.– evtl.: Fibria.

fimbriatus, -a, -um (l) Adj. zu Fimbria.

Fissura, -ae f (l) Spalte, Ritze, Fissur.– findere (l): spalten.

flaccidus, -a, -um (l) schlaff, welk, mit herabhängenden Ohren, schlapp.– bláx (gr): schlaff.

Flexor, -oris m (l) Beuger.– flectere (l): beugen, biegen.

Flexura, -ae f (l) Biegung, Flexur, Krümmung.– flectere (l): beugen, biegen, krümmen.

Flocculus, -i m (l) (kleine) Flocke.– Dim. zu Floccus, -i m (l): Flocke; phlázo (gr): zerreißen.

Flumen, -inis n (l) Fluss, Strömung, Fluten.– fluere (l): fließen, strömen.

foliatus, -a, -um (l) mit Blättern versehen, blattähnlich.– Adj. zu Folium, -ii n (l): Blatt, Folie; Phýllon (gr): Blatt, Laub.

Folliculus, -i m (l) kleiner Schlauch, Beutel, Ledersack, Bläschen, Knötchen, Follikel.– Dim. zu Follis, -is m (l): Blasebalg; Thýllis (gr): Blasebalg.

Fonticulus, -i m (l) kleine Quelle.– Dim. zu Fons, fontis m (l): Quelle; fundere (l): gießen, strömen.

Foramen, -inis n (l) Loch, gebohrte Öffnung.– forare (l): durchbohren, graben.

Forceps, -ipis m u. f (l) Zange, Feuerzange.– Formus (idg) u. Thérmes (gr): Feuerzange.

Formatio, -onis f (l) Bildung; Gestaltung, Formation.– formare (l): bilden, gestalten, formen.– anat.: Formatio reticularis.

Fornix, -icis m (l) Bogen, Gewölbe, Wölbung.– fórnikos (idg): ofenartig gewölbt; Fornus (idg): Ofen, Kuppelform des Ofens.

Fossa, -ae f (l) Graben, Abzugsgraben, Kanal.– fodere (l): stechen, graben, stochern.

Fossula, -ae f (l) Dim. zu Fossa.

Fovea, -ae f (l) (rundliche) Grube, Fallgrube für Wild.

Frenulum, -i n (l) kleiner Zügel; Bändchen.– Dim. zu Frenum, -i n (l): Zaum, Zügel; frénom (idg): das, womit man einhält.

Frons, frontis m (l) Stirn, Stirnseite, Vorderseite, Front.– bhront (idg): hervorstehen.

frontalis, -e (l) 1. zur Stirn gehörig; 2. stirnwärts, frontal.– Adj. zu Frons.

fundiformis, e (l) schleuderförmig.– Adj. zu Funda, -ae f (l): Schleuder, Schleuderriemen; Forma, -ae f (l): Form, Gestalt.

Fundus, -i m (l)   Boden, Grund (Fundament).– Pythm´än (gr): Basis von Körperteilen; Pýndax (gr): Grund, Gefäßboden.

fungiformis, -e (l)   pilzförmig.– Adj. zu Fungus, -i m (l): Pilz u. Forma, -ae f (l): Gestalt, Aussehen; Spóngos oder Sphóngos (gr): Schwamm, Pilz.

Funiculus, -i m (l)   kleiner Strang.– Dim. zu Funis, -is m (l): Seil, Tau, Strick; Dhumis (idg) u. Thómis (gr): Strick, Schnur, Bogensehne.

G

Galea, -ae f (l)   (lederner) Helm, Haube.– Galéä (gr): die aus dem Wieselfell gemachte Sturmhaube.

Gallus, -i m (l)   Hahn.

Ganglion, -ii n (l)   1. Überbein; 2. anat.: Nervenknoten.– Ganglíon (gr): Überbein, Nervenknoten.

Gaster, gastris f (l)   Bauch; anat.: Magen.– Gast´är (gr): Magen, Bauch, Unterleib.

gastricus, -a, -um (l)   mit dem Magen in Verbindung stehend.– Adj. zu Gaster.

gastrocnemius, -a, -um (l)   zur Wade gehörig.– Gastrokn´ämion (gr): Wadenmuskel; Gast´är (gr): Bauch; Knemä (gr): Wade.

gelatinosus, -a, -um (l)   gallertig.– Gelatina; Gallerte; gelare (l): gefrieren; Gelu, -us n (l) u. Gelandrón (gr): Eis, Frost, Erstarrung.

Gemellus, -i m u. gemellus, -a, -um (l)   Zwillingsbruder; doppelt.– Dim. zu Geminus: Zwilling, zweifach; geminare (l): verdoppeln; Etym. unsicher.

Geniculum, -i n (l)   1. kleines Knie; 2. Knoten.– Dim. zu Genu.

genioglossus, -a, -um (l)   vom Kinn zur Zunge verlaufend.– Géneion (gr): Kinn u. Glo´-ssa (gr): Zunge, Sprache.

geniohyoideus, -a, -um (l)   vom Kinn zum Zungenbein verlaufend.– Géneion (gr): Kinn; hyoeidés (gr): ypsilonförmig; anat.: zum Zungenbein gehörend.

genitalis, -e (l)   zur Zeugung gehörig; anat.: in Zusammensetzungen: genito- = zu den Geschlechtsorganen gehörend.– gignere (l) u. gígnomai (gr): erzeugen, zeugen, hervorbringen.

genitofemoralis, -e (l)   von den Geschlechtsteilen zum Oberschenkel verlaufend.

Genu, genus n (l)   Knie.– Góny (gr): Knie.

Gingiva, -ae f (l)   Zahnfleisch.– Geng (idg): Beule, Buckel u. (Sal)iva: Suff.

Glabella, -ae f (l)   1. der unbehaarte Raum zwischen den behaarten Augenbrauen über der Nasenwurzel, 2. Stirnglatze.

Glandula, -ae f (l)   kleine Eichel; anat.: Drüse.– Dim. zu Glans, glandis f (l): Eichel, eichelähnliche Früchte.

Glia, -ae f (l)   Kitt.– Glía (gr): Leim, Kitt.

Globus, -i m (l)   Ball, Kugel, Klumpen.– Gleba, -ae f (l): Erdscholle; globosus, -a, -um (l): kugelförmig, kugelrund.

Glomus, -eris n (l)   Knäuel.– glomerare (l): zu einem Knäuel zusammenrollen, ballen; Gl´äma (gr): Augenbutter.

Glomerulus, -i m u. Glomerulum, -i n (l)   kleines Knäuel.– Dim. zu Glomus.

glossoepiglotticus, -a, -um (l)   von der Zunge zum Kehldeckel verlaufend.

glossopharyngeus, -a, -um (l) von der Zunge zum Pharynx verlaufend.

glossus, -a, -um (l) zur Zunge gehörend.– Glo´-ssa (gr): Zunge.

gluteus, -a, -um (l) zum Gesäß gehörig.– Gloutós (gr): Gesäß, Hinterbacke.

gracilis, -e (l) schlank, dünn, zart (grazil).– sicher nicht von Gratia, -ae f (l): Anmut.

Granulatio, -onis f (l) Körnelung, Granulation.

Granulum, -i n (l) Körnchen.– Dim. zu Granum, -i n (l): Korn, Kern, Granulat.

griseus, -a, -um (l) grau.– gris (franz): grau; greis (mhd): grau. **Gubernaculum, -i n (l)** Steuerruder, Lenkung, Leitung.– gubernare (l): steuern, lenken; kybernáein (gr): steuern.

gustatorius, -a, -um (l) dem Schmecken dienend.– gustare (l): schmecken; geúein (gr): u. geúsein (idg): kosten lassen.

Gyrus, -i m (l) Windung.– Gýros (gr): Krümmung, Kreis, Windung.

H

Habenula, -ae f (l) kleiner Zügel.– Dim. zu Habena, -ae f (l): Zügel, Halter; habere (l): halten.

Hallux, -ucis m (l) Großzehe.

hamatus, -a, -um (l) 1. mit Haken versehen; 2. hakenförmig gekrümmt.– Adj. zu Hamus, -i m (l): Haken, Angelhaken.

Hamulus, -i m (l) kleiner Haken, Häkchen.– Dim. zu Hamus, -i m (l): Haken.

Haustrum, -i n (l) Schöpfrad, Eimer; Ausbuchtung.– haurire (l): schöpfen.

helicinus, -a, -um (l) gewunden, geschraubt.– Adj. zu Helix, -icis f (l): Spirale, Windung, Schnecke.

Helicotrema, -atis n (l) Schneckenloch; Verbindung zwischen Scala vestibuli und Scala tympani.– Hélix (gr): Schnecke; Tréma (gr): Loch.

hemiazygos, -on (gr) der halben Vena azygos entsprechend.– hemí- (gr): halb; azygos (gr): unpaar.

Hemispherium, -i n (l) Halbkugel, Hemisphäre.– Hemisphairion (gr): Halbkugel; hemí- (gr): halb; Sphaíra (gr): Kugel.

hemorrhoidalis, -e (l) zur Hämorrhoide gehörig.– Haimorrhoídes (gr): Gefäße, in denen Blut fließt; Haíma (gr): das Blut; rhéein (gr): fließen.

Hepar, -atis n (l) Leber.– H´ápar (gr): Leber.

hepaticus, -a, -um (l) zur Leber gehörend.– Adj. zu Hepar.

Hernia, -ae f (l) Leibschaden, Bruch, Eingeweidebruch.– Enterok´älä (gr): Darmbruch, Eingeweidebruch; Énteron (gr): Darm, Eingeweide; Kälís (gr): Fleck, Schandfleck.

Hiatus, -us m (l) klaffende Öffnung.– hiare (l): klaffen, offenstehen; chásko (gr): gähnen, klaffen.

Hilus, -i m (l) Eintrittsstelle, Tor.– Wahrscheinlich von Hilum, -i n (l): Faser, Fädchen.

Hippocampus, -i m (l) Fabeltier der griechischen Mythologie (mit Pferdevorderleib und geringeltem Fischschwanz).– Híppos (gr): Pferd; kámptein (gr): biegen.

Hirci, -orum (Pl) m (l) Achselhaare.– Hircus, -i m (l): Bock (wegen des spezifischen Geruchs des Achselschweißes).

horizontalis, -e (l) horizontal, waagerecht.– Adj. zu Horizon (gr): Gesichtskreis, Horizont; horízo (gr): die Grenze bestimmen, begrenzen.

Humerus, -i m (l) Oberarmbein, Knochen des Oberarms, Oberarm, Schulter.– Ómos (gr): Schulter, Bergrücken; vgl. Brachium: der ganze Arm.

hyaloideus, -a, -um (l) glasartig, zu etwas Glasartigem gehörend.– Hýalos (gr): Glas; -eidés (gr): ähnlich.

Hymen, -enis n (l) Haut, dünne Haut; anat.: Jungfernhäutchen.– Hýmen (gr): Haut, Häutchen, Band.

hyo- Vorsilbe (gr) anat. in Zusammensetzungen: zum Zungenbein gehörig.– Hyˆs (gr): Schwein.

hyoepiglotticus, -a, -um (l) vom Zungenbein zum Kehldeckel verlaufend.

hyoideus, -a, -um (l) ypsilonförmig, zum Zungenbein gehörig.

hyothyroideus, -a, -um (l) vom Zungenbein zur Schilddrüse verlaufend.

Hypochondrium, -ii n (l) das unter dem Brustknorpel Befindliche.– hypó- (gr) u. sub- (l): unter, darunter, unterhalb; Chóndros (gr): Knorpel.– Hypochonder: schwermütiger, eingebildeter Kranker.

hypochondriacus, -a, -um (l) zum Hypochondrium gehörig.– Adj. zu Hypochondrium.

Hypogastrium, -i (l) das unter dem Magen Gelegene.– Gastˊär (gr) = Magen.

hypogastricus, -a, -um (l) unterhalb des Magens gelegen, zum Unterbauch gehörend.– hypó- (gr): unter; Gastˊär (gr): Magen, Bauch, Unterleib.

hypoglossus, -a, -um (l) unter der Zunge liegend.– Gloˊssa (gr): Zunge.

Hyponychium, -i n (l) Nagelbett.– Ónyx (gr): Nagel.

Hypopharynx, -yngis f (l) der hinter dem Kehlkopf gelegene Schlundanteil, die Pars laryngea pharyngis.– Phárynx (gr): Rachen, Schlund; vgl. auch Epipharynx.

Hypophysis, -eos f (l) Hirnanhangsdrüse, Hypophyse.– phyein (gr): wachsen; Hypophysis (gr): Anhängsel an der Unterseite.

Hypothalamus, -i m (l) unterhalb des Thalamus gelegener Teil des Diencephalon.– hypó- (gr): unter; Thálamos (gr): Schlafgemach, Hohlraum.

Hypothenar, -aris m (l) unterhalb der Handfläche, Kleinfingerballen.– Thénar (gr): Handfläche.

I

ileocaecalis, -e (l) vom Krummdarm zum Blinddarm verlaufend.

Ileum, -ei n (l) Krummdarm.– Ileus = Darmverschlingung.– eileoˉ (gr): winden, krümmen.

Ilia, ilium (Pl) n (l) Weiche, Unterleib, Eingeweide.– Ilii = Ilia = Ilei (Nom. Pl) = die breiten Knochen der Bauchweichen.– Íxys (gr): Wechen, Gegend über den Hüften.

iliacus, -a, -um (l) zur Weiche, zum Darmbein gehörend.– Adj. zu Ilia.

Impressio, -onis f (l) Eindruck, Abdruck, Einstellung.– in- (l): hinein; primere (l): drücken, pressen.

imus, -a, -um (l) unterster, letzter.

incisivus, -a, -um (l) zum Schneiden geeignet, zu den Schneidezähnen gehörend.

Incisura, -ae f (l) Einschnitt, Abschnitt.– incidere (l): einschneiden; in- (l): hinein; caedere (l): schneiden, graben, meißeln.

Inclinatio, -onis f (l) Neigung, Biegung, Zuneigung.– inclinere (l): neigen, beugen, hinwenden, hinneigen; klínein (gr): neigen, wenden, beugen.

Incus, -udis f (l) Amboss, das vom Hammer = Malleus getroffene Gehörknöchelchen.– incudere (l): hineinschlagen, hämmern, boxen.

Index, -icis m (l)   Angeber, Anzeiger, Verräter; anat.: Zeigefinger.– indicare (l): anzeigen, melden; vgl.: Indikator.

Indusium, -ii n (l)   obere Tunika, Schleier.– induere (l): anziehen, anlegen.

inferior, -ius (l)   niedriger, tiefer gelegen, geringer, schwächer.– infra (l): unten, unterhalb.

Infundibulum, -i n (l)   Trichter.– infundere (l): hineingießen, hineinschütten.

Inguen, -inis m (l)   Leistengegend, Schamgegend; eigentl.: die Stelle, wo der Zweig am Stamm sitzt.– inquinare (l): besudeln; unguere (l): beschmieren.

inguinalis, -e (l)   Adj. zu Inguen.

Inscriptio, -onis f (l)   Aufschrift, Überschrift; anat.: Einzeichnung (figürlich gemeint).– inscribere (l): auf etwas schreiben, betiteln, bezeichnen.

Insertio, -onis f (l)   Anzeige, Ansatz, Ansatzstelle eines Muskels.

Insula -ae f (l)   Insel, Eiland.

Integumentum, -i n (l)   Decke, Hülle.– intégere (l): bedecken; anat.: Integumentum commune: die aus drei Schichten bestehende äußere Haut.

internus, -a, -um (l)   innere, innen befindlich.– inter: zwischen.

Intersectio, -onis f (l)   Einschnitt; anat.: Zwischensehne.– intersecare (l): ein-, durchschneiden. Intersectiones tendineae: Unterbrechungen des Muskelgewebes (Zwischensehnen).

Intestinum, -i n (l)   Darmkanal, Eingeweide.– intus (l): innen, inwendig, innerlich; Énteron (gr): das Innere, Eingeweide.

intimus, -a, -um (l)   der Innerste, innerst.– Sup. zu inter.

Intumescentia, -ae f (l)   Anschwellung.– intumescere (l): anschwellen; Tumor, -oris m (l): Geschwulst; Týlä (gr): Schwiele, Wulst.

iridicus, -a, -um (l)   Adj. zu Iris.

Iris, -idis f (l)   Regenbogenhaut des Auges.– Íris (gr): Regenbogen; von Íris: Göttin des Regenbogens.

ischiadicus, -a, -um (l)   zum Sitzbein gehörig.– Adj. zu Ischium, -ii n: Gesäß, Sitzhöcker, Sitzbein; Íschion (gr): Gesäß, Sitzbein, Hinterbacke; Íschias (gr): Hüftschmerz.

ischioanalis, -e (l)   vom Sitzbein zum After verlaufend.

ischiocavernosus, -a, -um (l)   vom Sitzbein zum Schwellkörper verlaufend.

Ischium, -ii n (l)   Gesäß, Hüftgelenk.– Íschion (gr): Gesäß, Pfanne des Hüftgelenks, Hinterbacke, Sitzhöcker, Sitzbein.

Isthmus, -i m (l)   enge Stelle, enge Verbindung zwischen zwei Räumen.– Isthmós (gr): Landenge, Isthmus, schmale Verbindung.

J

jejunalis, -e (l)   zum Jejunum gehörig; Adj. zu Jejunum.

Jejunum, -i n (l)   Leerdarm.– Substant. Adj. von jejunus, -a, -um: nüchtern, leer, hungrig.– Näˆstis (gr): Leerdarm.

jugularis, -e (l)   zur Drosselgrube gehörend.– Adj. zu Jugulum.

Jugulum, -i n (l)   1. Grube oberhalb des Schlüsselbeins; 2. Schlüsselbein, verglichen mit einem kleinen Joch; 3. vordere Halsgegend, Kehle.– Dim. zu Jugum, -i n (l): Joch; jugulare (l): 1. erstechen (Gefäße); 2. erdrosseln (Luftröhre); Zýgon (gr): Joch.

Junctura, -ae f (l)   Verbindung.– jungere (l): verbinden.

L

Labium, -ii n (l) oder Labrum, -i n (l) = 1. Lippe; 2. glatter, umgebogener Rand eines Gefäßes.– lambo (l): lecken, berühren; láptoˉ (gr): lecken.

Labyrinthus, -i m (l) großes Bauwerk mit vielen verschlungenen Gängen, Ohrlabyrinth.– Labýrinthos (gr): Labyrinth; Etym. unsicher.

lacer, -era, -erum (l) zerrissen, zerfetzt.– Lákis (gr): Felsen, Zipfel; lakízoˉ (gr): zerreißen; lacerare (l): zerreißen.

lacinatus, -a, -um (l) in Zipfel auslaufend.– Lacinia, -ae f (l): Zipfel, Fetzen; siehe lacer.

lacrimalis, -e (l) zu den Tränenorganen gehörend.– Adj. zu Lacrima.

lactifer, -fera, -ferum (l) milchführend.– Lac, lactis n (l): Milch; ferre (l): tragen; Glágos (gr): Milch.

Lacuna, -ae f (l) Lücke, Loch; speziell eine mit Wasser gefüllte Vertiefung.

Lacus, -us m (l) See, Lache.– Lákkos (gr): See, Loch, Grube, Teich.

lambdoideus, -a, -um oder lambdoides, -is (l) = lambdaähnlich.– Lambda: 11. Buchstabe des griech. Alphabets.

Lamella, -ae f (l) Dim. zu Lamina.

Lamina, -ae f (l) Platte, Schicht, Scheibe; Lamelle.

Lanugo, -inis f (l) Wolle, Wollhaar, Flaum.– Lana, -ae f (l): Wolle; Läˆnos (gr) u. Vlana (idg): Wolle.

Laryngotomia, -ae f (l) Eröffnung des Kehlkopfs durch Schnitt.– Lárynx (gr): Kehlkopf; témnein (gr): schneiden, aufschneiden.

Larynx, -yngis f (l) Kehlkopf.– Lárynx (gr): Kehlkopf.

lateralis, -e (l) seitlich.– Adj. zu: Latus.

latissimus, -a, -um (l) der breiteste.– Sup. zu latus, -a, -um.

latus, -a, -um (l) breit.– Adj. zu Latus.

Latus, -eris n (l) Seite, Breite, Brust.

Lemniscus, -i m (l) Schleife; anat.: Faserzüge im Gehirn.– Läˆmnískos (gr): Band.

Lens, lentis f (l) Linse.

lenticularis, -e (l) Adj. zu Lens.

lentiformis, -e linsenförmig.– Lens, lentis f (l): Linse; Forma, -ae f (l): Gestalt, Form.

Leptomeninx, -ingis f (l) weiche, zarte Hirnhaut; zusammenfassender Begriff für Arachnoidea mater und Pia mater.– leptós (gr): zart; Méninx (gr): Hirnhaut.

Levator, -oris m (l) Heber.– levare (l): heben.

liber, -era, -erum (l) frei, ungebunden, offen.– liberare (l): befreien.

Lien, lienis m (l) Milz.

ligamentosus, -a, -um bänderreich; anat.: bandartig.– Adj. zu Ligamentum.

Ligamentum, -i n (l) Band, Binde; anat.: 1. bandartige Struktur; 2. häutige Verbindung zweier Gelenke.– ligare (l): binden.

Limbus, -i m (l) Saum, Besatzstreifen, Rand.

Limen, -inis n (l) Schwelle, Grenzwall.– Leímen (idg): Querholz.

limitans, -antis (l) begrenzend.– P.p.a. von limitare (l): begrenzen; Limes, -itis m (l): Grenzrain.

Linea, -ae f (l) 1. Linie, Richtschnur; 2. Strich; 3. anat.: Knochenleiste.– Linus oder Linum, -i n (l): Lein, Flachs, später: leinener Faden, Schnur.

Lingua, -ae f (l) Zunge, Sprache.– lingere (l) u. leíchein (gr): lecken, schmecken.

Lingula, -ae f (l)   Zünglein, zungenähnliches Gebilde.– Dim. zu Lingua.

Liquor, -oris m (l)   Flüssigkeit, flüssiger Zustand.– liquere (l) = flüssig, klar sein.

lobaris, -e (l)   zum Lappen gehörend.– Adj. zu Lobus.

lobularis, -e (l)   zum Läppchen gehörend.– Adj. zu Lobulus.

Lobulus, -i m (l)   Läppchen.– Dim. zu Lobus.

Lobus, -i m (l)   Lappen, Hülse, Schote.– Lóbos (gr): Lappen.

Locus, -i m (l)   Ort, Platz, Stelle.– locare (l) = setzen, legen, stellen.

longitudinalis, -e (l)   längsgerichtet.– Longitudo, -inis f (l): Länge.

longus, -a, -um (l)   lang, weit.– Lónchä (gr): Lanze; laggs (got): lang. longissimus: Superlativ zu longus.

lucidus, -a, -um (l)   hell, glänzend, leuchtend.– lucere (l): leuchten; Leukos (gr): Licht, Helle.

lumbalis, -e (l)   zur Lende gehörig.– Adj. zu Lumbus (l): Lende; Psóas (gr), Lentin (ahd): Lende.

lunatus, -a, -um (l)   mondförmig.– Adj. zu Luna, -ae f (l): Mond; lucere (l): leuchten; Lux (l): Licht.

Lunula, -ae f (l)   kleiner Mond.– Dim. zu Luna, -ae f (l): Mond; Lucsna (idg): Mond, Mondschein.

luteus, -a, -um (l)   gelb.– Lutum, -i n (l): Lehm, Kot; luo bzw. polluere (l): verschmutzen.

Lympha, -ae f (l)   Quellnymphe, klares Wasser; anat.: Lymphe.– Lýmphä (gr): Wassergöttin, Wasser.

lymphaticus, -a, -um (l)   zur Lymphe gehörend.– Adj. zu Lympha.

Macula, -ae f (l)   Fleck, Makel.– maculare (l): beflecken, besudeln.

maculosus, -a, -um (l)   reich an Flecken, buntgefleckt, besudelt.– Adj. zu Macula.

magnus, -a, -um (l)   groß, gewaltig, stark.– mégas (gr): groß, gewaltig.

maior, -oris   größer, stärker.– Komp. zu magnus.

Mala, -ae f (l)   Wange, Kinnbacken, eigentl.: Oberkiefer.

malaris, -e   Adj. zu Mala.

mallearis, -e (l)   zum Hammer gehörend.– Adj. zu Malleus, -ei m (l): Hammer.

malleolaris, -e (l)   zum kleinen Hammer gehörend, zum Knöchel gehörend.– Adj. zu Malleolus.

Malleolus, -i m (l)   1. kleiner Hammer; 2. Brandpfeil, Ähnlichkeit mit einem rundköpfigen Hammer, Knöchel.– Dim. zu Malleus, -ei m (l): 1. Hammer; 2. Gehörknöchelchen.

Mamilla, -ae f (l)   Brustwarze, Mamille.– Dim. zu Mamma.

mamillothalamicus, -a, -um (l)   zum Corpus mamillare u. zum Thalamus gehörend.– mamillaris, -e (l): brustwarzenähnlich; Thalamus, -i m (l): Sehhügel.

Mamma, -ae f (l)   1. Mutter, Amme; 2. Mutterbrust, Euter, Zitze; 3. anat.: weibliche Brust(-drüse).– mammare (l): säugen, saugen; mammáein (gr): nach der Mutterbrust verlangen.

Mandibula, -ae f   oder Mandibulum, -i n (l) = Unterkiefer, Kinnlade als Kauwerkzeug.– mandere (l): kauen.

Manubrium, -i n (l)   Griff, Stiel, Henkel; der mit der Hand zu fassende Griff, Handgriff.– Manus, -us f (l): Hand.

Manus, -us f (l)   Hand, eigentl. Arm.

Margo, -inis m (l)   Rand, Einfassung.– Marka (got) u. (ahd): Grenze, Mark.

masculinus, -a, -um (l) männlich, groß.– Mas, maris m (l): Mann, männlich.

Massa, -ae f (l) Masse, Klumpen.– Máza (gr): Teig, Brei aus Gerstenmehl.

Masseter, -eris m (l) anat.: der Kaumuskel.– Masset´är (gr): der Kauende; mássein (gr): kauen, kneten.

masticatorius, -a, -um (l) dem Kauen dienend.– masticare (l): kauen; Mastix, -icis f (l): wohlriechendes Harz vom Mastixbaum, das zum Kauen benutzt wurde; Mastich´ä (gr): Mastixbaum.

mastoideus, -a, -um (l) brustwarzenähnlich.– Mastós (gr): Mutterbrust, Brustwarze, Anhöhe, Hügel; -eidés: ähnlich.

Mater, -tris f (l) Mutter, anat.: ernährende u. umschützende Umhüllung.– M´ätär (gr) u. Muoter (ahd): Mutter; nach ali al abbas (arab): die beiden Hüllen, die als Mutter des Gehirns bezeichnet wurden: 1. die dickere als Dura mater, die harte Hirnhaut; 2. die dünne als Pia mater, die weiche Hirnhaut.

Matrix, -icis f (l) Mutterboden, Matrix.– Mater, -tris f (l): Mutter; eigentl. Gebärmutter.

Maxilla, -ae f (l) Oberkiefer.– Dim. zu Mala.

maximus, -a, -um (l) größte.– Superlativ zu magnus.

Meatus, -us m (l) Gang, Durchgang.– meare (l): gehen, ziehen, fließen.

medialis, -e (l) in der Mitte befindlich, zur Mitte gehörig; anat.: medial, zur Mitte hin; Gegensatz zu lateral.– Mésos (gr): mittlerer, Mitte.

medianus, -a, -um (l) in der Mitte befindlich, zur Mitte gehörig.– Mésos (gr): mittlerer, Mitte.

Mediastinum, -i n (l) Mittelfell, Raum zwischen rechter und linker Lunge, eigentl. zwei senkrecht stehende Platten (Pleura), welche die Brusthöhle in eine re. u. li. Hälfte teilen und das Herz zwischen sich enthalten.

medius, -a, -um (l) in der Mitte befindlich, zur Mitte gehörig, dazwischenliegend.– Mésos (gr): mittlerer, Mitte.

Medulla, -ae f (l) Mark, Innerstes.– Wohl von medius abzuleiten.

Membrana, -ae f (l) zarte Haut, Häutchen.– Substantiviertes Adj. von Membrum, -i n (l): 1. das fleischige Körperglied; 2. Glied, Teil, Extremität.

meningeus, -a, -um (l) zur Hirnhaut gehörig.– Adj. zu Meninx.

Meninx, -ingis f (l) Hirnhaut.– Mä´ninx (gr): Haut.

Meniscus, -i m (l) Halbmond; anat.: Zwischenknorpel.– Menískos (gr): kleiner Mond; Dim. zu Meís (gr): runde Bedeckung über Statuen, gebogenes Schirmdach, Monat, Mond. Meniscus articularis: halbmondförmige Gelenkzwischenscheibe.

mentalis, -e (l) zum Kinn gehörend.– Adj. zu Mentum.

Mentum, -i n (l) Kinn, Kinnbart, hervorragende Ecke.– prominere (l): hervorragen.

Mesencephalon, -i n (l) Mittelhirn.– Mésos (gr): Mitte; Enképhalos (gr): das, was im Kopf ist (Gehirn).

Mesenterium, -ii n (l) Dünndarmgekröse.– Mesenterion (gr): mittleres Eingeweide; Mésos (gr): Mitte; Énteron (gr): Eingeweide.

Mesopharynx, -yngis f (l) Mundrachen.

Metacarpus, -i m (l) Mittelhand, Zwischenhand.– meta- (gr): nach, hinter, zwischen, inmitten; Karpós (gr): Hand.

M

metatarsalis, -e (l) zum Mittelfuß gehörend.– Adj. zu Metatarsus.

Metatarsus, -i m (l) Mittelfuß, Fußwurzel.

Metencephalon, -i n (l) Hinterhirn.

minor, minus (Gen.: -oris) (l) kleiner, geringer.– Komp. zu parvus (l): klein, gering.

mitralis, -e (l) einer Mitra ähnlich.– Adj. zu Mitra, -ae f (l): Kopfbinde, Turban; Mítra (gr): Leibbinde, Hauptbinde.

Modiolus, -i m (l) die im Innern ausgehöhlte Schneckenachse.– Dim. zu Modius: Hohlkörper, Radnabe, Zylinder, Scheffel.

molaris, -e (l) zum Mahlen gehörend; dem Mahlen dienend.– Adj. zu Mola, -ae f (l): Mühlstein, Mühle; molare (l) u. mýllein (gr): mahlen.

mollis, -e (l) weich, lind, sanft; vgl. mollig.– moldvis (idg): weich; molliri (l): weich machen, zähmen.

Mons, montis m (l) Berg, Fels.– men (idg): emporragen.

motorius, -a, -um (l) anat.: zur Bewegung gehörend, der Bewegung dienend.– movere (l) = bewegen, in Bewegung setzen.

mucosus, -a, -um (l) schleimig, mukös.– Adj. zu Mucus, -i m oder Muccus, -i m (l): Schleim, Rotz; mýssein (gr): schneuzen.

multifidus, -a, -um (l) vielfach gespalten.– multus, -a, -um (l): viel u. findere (l): spalten.

muscularis, -e (l) zum Muskel gehörend.– Adj. zu Musculus.

musculocutaneus, -a, -um (l) zum Muskel und zur Haut gehörend.

musculotubarius, -a, -um (l) zum Musculus tensor tympani und zur Ohrtrompete gehörend.

Musculus, -i m (l) kleine Maus, Mäuschen, Muskel.– Dim. zu Mus, muris m (l) u. Mýs (gr): Maus.

Myelencephalon, -i n (l) Markhirn, verlängertes Mark; Bezeichnung für Medulla oblongata.– Myelós (gr): Mark, Rückenmark.

myentericus, -a, -um (l) zur Darmmuskulatur gehörend.– Mýs (gr): Maus, Muskel; enterikós (gr): zu den Eingeweiden gehörend.

mylohyoideus, -a, -um (l) vom Unterkiefer zum Zungenbein verlaufend.– Mýlos (gr): Mahlstein, Backenzahn.

mylopharyngeus, -a, -um (l) vom Unterkiefer zum Pharynx verlaufend.– Mýlos (gr): Mahlstein; Phárynx (gr): Rachen.

myo- (gr) anat. in Zusammensetzungen: Muskel-.– Mýs (gr): Maus, Muskel.

Myocardium, -ii n (l) Herzmuskulatur.

Myologia, -ae f (l) Muskellehre.– myo- (gr): Muskel-; Lógos (gr): Wort, Sprache, Lehre.

Myometrium, -ii n (l) Gebärmuttermuskulatur.– myo- (gr): Muskel- u. M´ätra (gr): Gebärmutter.

N

Naris, -is f (l) Nasenloch.

nasalis, -e (l) zur Nase gehörend.– Adj. zu Nasus.

Nasus, -i m (l) äußere Nase.– Nasos (idg) u. Naris (l): Nasenloch.

navicularis, -e (l) kahnförmig, schiffförmig.– Adj. zu Navicula, -ae f (l): kleines Schiff; Dim. zu Navis, -is f (l): Schiff.

neonatus, -a, -um (l) neugeboren.– néos (gr): neu; nasci (l): geboren werden, entstehen.

nervosus, -a, -um (l) nervenreich, zum Nerven gehörig; früher: sehnig, kraftvoll.– Adj. zu Nervus.

Nervus, -i m (l)   Nerv; früher für alles weißliche Faserige: Sehne, Band, Flechse verwendet.– Neuˆron (gr): Sehne, Band, Nerv.

Nidus, -i m (l)   Nest, Wohnsitz, Ursprung.– Nidos (idg): Ruheplatz.

niger, -gra, -grum (l)   schwarz, dunkel.

Nodulus, -i m (l)   kleiner Knoten.– Dim. zu Nodus.

Nodus, -i m (l)   Knoten, Gelenk, Knorren, Verbindung.– nodere (l): in einen Knoten knüpfen; Nódes (idg): großes Netz.

Norma, -ae f (l)   Winkelmaß.

Nucha, -ae f (l)   Nacken.– Nugrah (arab): Nacken, Nackengrube.

Nucleus, -i m (l)   Nuß, kleiner Kern; 1. Zellkern; 2. Anhäufung von Nervenzellen im ZNS.– Dim. zu Nux, nucis f (l): Nuß, Kern.

nutricius [nutritius], -a, -um (l)   ernährend, aufziehend.– nutrire (l): säugen, nähren, aufziehen.

Obex, -icis m (l)   Riegel, Querbalken, Damm.– obicere (l): entgegenwerfen, entgegentreten.

obliquus, -a, -um (l)   schräg, tief, seitwärts gerichtet.– ob-, op- (l): entgegen, gegen, hin; Limen, -inis n (l): Schwelle.

oblongatus, -a, -um (l)   verlängert.

oblongus, -a, -um (l)   länglich.

obturatorius, -a, -um (l)   dem Verstopfen dienend.– obturare (l): verstopfen.

obturatus, -a, -um (l)   verstopft. P.p.p. zu obturare (l): verstopfen.

obtusus, -a, -um (l)   stumpf, schwach.– P.p.p. zu obtúndere (l): stumpf machen, stumpf werden.

occipitalis, -e (l)   zum Hinterhaupt gehörig.– Adj. zu Occiput.

Occiput, -itis n (l)   Hinterhaupt.– ob- (l): entgegen, gegenüber; Caput, -itis n (l): Haupt, Kopf.

octavus, -a, -um (l)   der (die, das) achte (Hirnnerv).– ógodes (idg): der Achte.

oculomotorius, -a, -um (l)   die Augenbewegung betreffend.

Oculus, -i m (l)   Auge.– Wahrscheinlich Dim. zu Ocus (idg), Okje (idg) u. Óktallos oder Ophthalmós (gr): Auge, Augenhöhle.

Oesophagus, -i m (l)   Speiseröhre.– oíso (gr): Futur zu phéreein: tragen, transportieren; phageîn (gr): essen, verdauen.

Olecranon, -i n (l)   (Haken-)Fortsatz der Elle, Ellenbogen.– Olékranon (gr): Ellenbogenkopf; Olenä/olän (gr): Ellenbogen, Unterarm; Kranon (gr): Kopf.

olfactorius, -a, -um (l)   dem Riechen dienend.– ólfacere (l): riechen, wittern; olere (l) u. ozein (gr): riechen.

Oliva, -ae f (l)   Olive.– Elaía (gr): Olive, Ölbaum.

Omentum, -i n (l)   Netzhaut um die Eingeweide, Fette; Eingeweidenetz.

omentalis, -e (l)   zum großen Netz gehörig.– Adj. zu Omentum.

omoclavicularis, -e (l)   von der Schulter zur Clavicula ziehend.– O-ˆmos (gr): Schulter; Clavicula: Schlüsselbein.

omohyoideus, -a, -um (l)   von der Schulter zum Zungenbein ziehend.– O-ˆmos (gr): Schulter.

omphaloentericus, -a, -um (l)   zum Dottergang gehörig.– Omphalós (gr): Nabel; Énteron (gr): Därme, Eingeweide.

oóphorus, -a, -um (l)   eitragend.– O-ˆón (gr): Ei; phéreein (gr): tragen, bringen.

Operculum, -i n (l)   Deckel; anat.: die die Insula bedeckenden Gehirnlappenteile.– operire (l): bedecken, verhüllen, zudecken.

opercularis, -e (l)   Adj. zu Operculum.

ophthalmicus, -a, -um (l)   zum Auge gehörig.– Ophthalmós (gr): Auge.

opponens, -entis (l)   gegenüberstehend, gegenüberstellend.– P.p.a. von opponere (l): entgegenstellen, entgegensetzen; ob-, op- (l): entgegen, gegenüber; ponere (l): legen, setzen, stellen.

opticus, -a, -um (l)   das Sehen betreffend.– Ópsis (gr): Sehen.

Ora, -ae f (l)   Rand, Saum, Küste.– Mit Os, oris n (l): Mund verwandt.

orbicularis, -e (l)   kreisförmig.– Adj. zu Orbiculus, -i m (l): kleiner Kreis; Dim. zu Orbis, -is m (l): Kreis.

Orbita, -ae f (l)   Augenhöhle; eigentl.: Kreisbahn, Wagengleis, Rad, Kreisfurche.

Orificium, -ii n (l)   Öffnung, eigentl.: etwas, das das Aussehen des Mundes hat.– Os, oris n (l): der Mund; Facies, -ei f (l): Gestalt, Aussehen.

Os, oris n (l)   Mund, Eingang, Mündung.– ah, asan, ayam (altind): Mund, Öffnung.

Os, ossis n (l)   Knochen, Bein, Gebein.– Ostéon oder Óstion (gr): Bein, Knochen.

Osteologia, -ae f (l)   Knochenlehre.– Ostéon (gr): Knochen; Lógos (gr): Wort, Lehre.

Ostium, -ii n (l)   Mündung, Eingang, Tür.– Os, oris n (l): der Mund.

oticus, -a, -um (l)   zum Ohr gehörend.– Oús, otós (gr): Ohr.

ovalis, -e (l)   eiförmig, oval.– Adj. zu Ovum.

Ovarium, -ii n (l)   Eierstock.– Substant. Adj. zu Ovum.

Ovum, -i n (l)   Ei.– Oˉ´ón (gr): Ei.

Pachymeninx, -ingis f (l)   derbe, faserreiche Hirnhaut.– pachýs (gr): dick, derb; Mˊäninx (gr): Hirnhaut.

palatinus, -a, -um: (l)   zum Gaumen gehörend.– Adj. zu Palatum.

Palato- (l)   vom Gaumen entspringend.

Palatum, -i n (l)   Gaumen.– Pala (idg): Wölbung.

pallidus, -a, -um (l)   blass, bleich.– pallére (l): blass sein, fahl sein; poliós (gr): grau.

Pallium, -ii n (l)   Hülle, Mantel; anat.: Hirnmantel.– Palla, -ae f (l): das mantelartige Gewand römischer Frauen.

Palma, -ae f (l)   Handfläche.– Pálamä (gr): flache Hand, Hohlhand.

palmaris, -e (l)   zur Handfläche gehörend.– Adj. zu Palma.

palmatus, -a, -um (l)   palmenzweigähnlich.– Palma, -ae f (l): flache Hand, Palme; Pálamä (gr): flache Hand, Hohlhand.

Palpebra, -ae f (l)   Augenlid.– palpitare (l): zucken (wegen des Lidschlags) oder palpari (l): streicheln (das Lid streichelt sanft über den Augapfel).

pampiniformis, -e (l)   rankenförmig.– Pampinus, -i m (l): die Weinranke; Forma, -ae f (l): Gestalt, Form.

Pancreas, -atis f (l)   Bauchspeicheldrüse.– pân (gr): alles, ganz; Kréas (gr): Fleisch, Drüsensubstanz.

Panniculus, -i m (l)   Haut, Schicht.– Dim. zu Pannus, -i m (l): Kleid, Tuch, Lappen; Päˆnos (gr): Zeug, Tuch.

Papilla, -ae f (l)   warzenförmige Erhebung, Papille (der Haut, Niere und Zunge), urspr. nur Brustwarze.– Papula, -ae f (l): Blatter, Bläschen.

Paradidymis, -idis f (l) neben dem Hoden liegendes rudimentäres Organ (Urnierenrest), anat.: beiderseits blind endende Kanälchen oberhalb des Nebenhodenkopfs vor dem Samenstrang.– pará (gr): neben; Dídymoi (gr): Zwillinge, Hoden.

Parametrium, -i n (l) Bereich neben der Gebärmutter.– M´ätra (gr): Gebärmutter.

parasympathicus, -a, -um (l) der Pars sympathica des autonomen oder vegetativen Nervensystems entgegenwirkend.

Parenchyma, -atis n (l) organspezifisches Gewebe.– Parénchyma (gr): das daneben Hineingegossene; chéein (gr): gießen.

Paries, -etis m (l) Wand.– Etym. unsicher.

parietalis, -e (l) parietal, seitwärts; anat.: zum Os parietale (Scheitelbein) gehörend.– Adj. zu Paries.

Paroóphoron (gr) medial vom Eierstock liegendes rudimentäres Organ (Urnierenrest).

parotideus, -a, -um (l) zur Ohrspeicheldrüse gehörend.– Adj. zu Parotis.

Parotis, -idis f (l) Anschwellung neben dem Ohr (urspr. Mumps); Glandula parotidea = Ohrspeicheldrüse.– Oús (gr): Ohr.

Pars, partis f (l) Teil, Anteil, Stück, Körperteil, Seite.– partiri (l): teilen.

parvus, -a, -um (l) klein.– pauros (gr): klein, gering, wenig.

Patella, -ae f (l) Schale, Opferschale; anat.: Kniescheibe.– Dim. zu Patera, -ae f (l): flache Schale; patere (l): offenstehen.

Pecten, pectinis m (l) Kamm, Grat.– pectare (l) u. pékein (gr): kämmen.

pectinatus, -a, -um u. pectineus, -a, -um (l) Adj. zu Pecten.

pectoralis, -e zur Brust gehörig.– Adj. zu Pectus.

Pectus, -oris n (l) Brust, Herz, Sinn.– Paksa (altind): Flügel, Achsel.

Pedunculus, -i m u. Pediculus, -i m (l) Füßchen, Stiel.– Dim. zu Pes, pedis m (l): Fuß.

pellucidus, -a, -um (l) durchsichtig.– perlucere (l): hervorschimmern, durchsichtig sein; per- (l): völlig, hindurch; lucere (l): scheinen, leuchten.

pelvinus, -a, -um (l) Adj. zu Pelvis.

Pelvis, ís f (l) Becken, Schüssel.– Pellís (gr): Schüssel, Becken; Pélla (gr) u. Palavi (altind): Geschirr.

Penis, -is m (l) Schwanz, männliches Glied.– Pés (gr): männl. Glied.

perforans, -tis (l) durchbohrend.– P.p.a. von perforare (l): durchbohren; per- (l): durch, hindurch; forare (l): bohren, graben.

perforatus, -a, -um (l) durchbohrt.– P.p.p. von perforare (l): durchbohren.

Pericardium, -ii n (l) Herzbeutel.

Perilympha, -ae f (l) die das häutige Gehörlabyrinth umgebende Flüssigkeit.– perí- (gr): um, herum; Lympha (l): Quellwasser.

Perimetrium, -ii n (l) Bauchfellüberzug der Gebärmutter.– M´ätra (gr): Gebärmutter.

perinealis, -e (l) Adj. zu Perinéum.

Perinéum, -i n (l) Damm, Mittelfleisch, Gegend zwischen After und Scheide bzw. Hodensack.– Vielleicht von perinéin (gr): anhäufen, aufschichten.

Periodontium, -ii n (l) Wurzelhaut des Zahnes.– Odoús, odóntos (gr): Zahn.

Periorbita, -ae f (l) das die Augenhöhle auskleidende Periost.

Periorchium, -ii n (l) parietales Peritonealblatt des Hodens.– Órchis (gr): Hoden.

P

Periosteum, -i n (l) Knochenhaut, Periost.– Os, ossis m (l): Knochen.

Peritoneum, -ii n (l) Bauchfell.– Peritonáion (gr): die über die Därme gespannte Haut; teínein (gr): spannen.

permanens, -entis (l) bleibend, verbleibend.– P.p.a. von permanere (l): bleiben, verbleiben, fortdauern.

peroneus, -a, -um u. peronealis, -e (l) zum Wadenbein gehörend, auf der Seite des Wadenbeins gelegen.– Pero, -onis m (l): Stiefel aus rohem Leder; Perónä (gr): Spange, Stachel.

perpendicularis, -e (l) senkrecht, lotrecht.– Perpendiculum, -i n (l): Richtblei, Lot; perpendere (l): genau abwägen.

Pes, pedis m (l) Fuß, Bein.– Poús (gr): Fuß, Bein.

Petiolus, -i m (l) Stiel, Füßchen.– Dim. zu Pes; statt Pediolus später Petiolus.

petrosus, -a, -um (l) felsig, steinig.– Pétra (gr): Fels, Stein.

petrotympanicus, -a, -um (l) vom Felsenbein zur Paukenhöhle ziehend.

Phalanx, -angis f (l) Walze, Stamm, Ballen, Schlachtreihe; anat.: Phalanx, Finger-, Zehenglied.– Phálanx (gr): 1. Rundholz, Balken; 2. Finger-, Zehenglied; 3. Schlachtreihe.

pharyngeus, -a, -um (l) zum Rachen gehörend.– Adj. zu Pharynx.

Pharynx, -ngis m u. f (l) Rachen, Schlund.– Phárynx (gr): Rachen, Kehle, Schlund.

Philtrum, -i n (l) Nasen-Lippen-Rinne.– Phíltron (gr): Liebeszauber, Liebestrunk.

phrenicus, -a, -um (l) zum Zwerchfell gehörend.– Phrenes, -um (gr): Zwerchfell; Phr´än (gr): Zwerchfell, Sitz des Gemüts.

Pigmentum, -i n (l) Farbstoff; Schminke.– pingere (l): malen; poíkilos (gr): bunt.

Pilus, -i m (l) einzelnes Haar.– Pílos (gr): Filz.

pinealis, -e (l) zum Fichtenzapfen gehörend, fichtenzapfenähnlich.– Pinus, -us f (l) und picsmus (idg): Fichte.

piriformis, -e (l) birnenförmig.– Pirum, -i n (l): Birne; Forma, -ae f (l): Form, Gestalt.

pisiformis, -e (l) erbsenförmig.– Pisum, -i n (l) u. Píson (gr): Erbse; Forma, -ae f (l): Form, Gestalt.

pituitarius, -a, -um (l) schleimig.– Pituita, -ae f (l): der Schleim.– Glandula pituitaria.

pius, -a, -um (l) fromm, zart.– Pia mater: weiche Hirnhaut.

Placenta, -ae f (l) Mutterkuchen, Nachgeburt, Plazenta.– Plakoûs (gr): Kuchen, eigentl.: mit Fläche versehen.

Planta pedis (l) Fußsohle.– Planta, -ae f (l): Fußfläche; Pes, pedis m (l): Fuß; Plátos (gr): Breite; platýs (gr): breit, weit.

Planum, -i n (l) Fläche, Ebene.– placére (l): ebnen, glätten; planare (l): platzieren, planieren.

planus, -a, -um (l) flach, eben, plan.

Platysma, -atis n (l) Platte, ausgebreiteter Körper; anat.: großflächiger Hautmuskel am Hals.– platýs (gr): breit, weit.

Pleura, -ae f (l) Seite, Rippe; anat.: Rippenfell, Brustfell.– Pleurá (gr): die Seite eines Gegenstands.

Plexus, -us m (l) Geflecht.– plectere (l) u. plékein (gr): flechten.

Plica, -ae f (l) Falte, alle Faltenbildungen.– plicare (l): falten; plékein (gr): flechten, schlingen oder ptýssein (gr): falten.

Pollex, -icis m (l) Daumen.– pollere (l): vermögen, ausrichten.

Pons, pontis m (l) Brücke, Steg.– Paíos (gr): Pfad.

pontinus, -a, -um zur Brücke gehörig.– Adj. zu Pons.

Poples, -itis m (l) Kniekehle, Knie-
beuge.

popliteus, -a, -um (l) Adj. zu Poples.

Porta, -ae f (l) Pforte, Tür, Eingang.– Póros (gr): Durchgang; peí-
rein (gr): durchdringen.

Portio, -ionis f (l) Teil, Abschnitt,
Anteil, Portion.– Pars (l) u. Époron
(gr): zugemessener Anteil.

Porus, -i m (l) Gang, Kanal, Röhre;
anat.: Öffnung eines Gangs.– Póros
(gr): Öffnung, Weg, Durchgang; peí-
rein (gr): durchdringen.

postcentralis, -e (l) anat.: hinter
der Zentralfurche des Gehirns liegend.

posterior, -ius (l) hinterer, späte-
rer, folgender.– Komp. zu post (l):
hinten, hernach.

posterolateralis, -e (l) weiter hinten seitlich.

**praecentralis [precentralis], -e
(l)** vor der Zentralfurche des Gehirns gelegen.

**Praeputium [Preputium], -i n
(l)** Vorhaut.– Pósthion (gr) als
Dim. zu Pósthä (gr): männliches
Glied oder prae- (l): vorne u. putare
(l): beschneiden, ins Reine bringen.

Princeps, -ipis m (l) Erster, Wichtigster.– aus primi-ceps: die erste
Stelle einnehmend; primus (l): Erster; capere (l): nehmen.

principalis, -e (l) ursprünglich,
Erster.– Adj. zu Princeps.

procerus, -a, -um (l) hoch,
schlank, gestreckt, lang.– crescere (l):
wachsen, entstehen.

Processus, -us m (l) Fortschritt,
Fortgang; anat.: Fortsatz.– procedere
(l): vorgehen, hervortreten, vorrü-
cken; cedere (l): weichen, gehen.

profundus, -a, -um (l) tief, boden-
los.– siehe pro- (l) u. Fundus, -i m
(l): in der Nähe des Bodens, in der
Tiefe.

Prominentia, -ae f (l) Vorsprung,
Erhebung, Prominenz.– prominere
(l): hervorspringen, hervorragen; mi-
nere (l): ragen, drohen.

Promontorium, -i n (l) Vorgebir-
ge, Vorwölbung.

Pronator, -oris m (l) Neiger; anat.:
Muskeln, die bei Drehung des Unterarms die Handfläche nach unten
bzw. dorsal richten.– pronare (l):
vornüberneigen.

Pronephros, -i m (l) Vorniere, die
zuerst gebildete Niere.– Néphros
(gr): Niere.

**pronus, -a, -um u. pronatus, -a,
-um** abschüssig, vornüber ge-
neigt.– Adj. zu Pronator.

proprius, -a, -um (l) beständig,
dauernd, eigen, wesentlich.

Prosencephalon, -i n (l) Vorder-
hirn.– Enképhalos (gr): Gehirn.

Prostata, -ae f (l) Vorsteherdrü-
se.– Prostátäs (gr): Vordermann, Be-
schützer, Vorsteher.

prostaticus, -a, -um (l) Adj. zu
Prostata.

Protuberantia, -ae f (l) Arten von
Hervorragungen u. Erhabenheiten,
Protuberanz.– protuberare (l): her-
vorragen.

proximalis, -e (l) anat.: näher zum
Rumpf gelegen, rumpfwärts, proximal.– proximus, -a, -um (l): nächs-
ter; Sup. zu prope (l): nahe, bei.

Psoas, psoae m (l) Lende.– Psóa
(gr): Lende, Lendengegend, Lenden-
fleisch.

pterygoideus, -a, -um (l) flügel-
förmig.– Pteryx (gr): Flügel; -eidés
(gr): ähnlich in Gestalt, Form.

pudendus, -a, -um (l) zur Scham
gehörend, schimpflich, schändlich.–
pudére (l): sich schämen.

Pulmo, -onis m (l) Lunge.– Pleu-
mon, Pneumon (gr): die Lunge.

pulmonalis, -e (l) Adj. zu Pulmo.

Pulpa, -ae f (l)   Weichheit; anat.: weiche Substanz, Mark, Parenchym.
Pulvinar, -aris n (l)   Kissen, Polster.
Pupilla, -ae f (l)   Pupille, Augenstern, Sehloch.– Dim. zu Pupa, -ae f (l): Mädchen, Puppe; eigentl.: das verkleinerte Spiegelbild, das man im Auge eines anderen sieht.
Putamen, -inis n (l)   Schale; anat.: äußerer Teil des Nucleus lentiformis = Linsenkern.– putare (l): beschneiden, ins Reine bringen, ordnen.
Pýelos (gr)   Trog, Mulde, Wanne; anat.: Nierenbecken.
pyloricus, -a, -um (l)   Adj. zu Pylorus.
Pylorus, -i m (l)   Pförtner, Magenausgang; anat.: Übergang zwischen Magen u. Dünndarm.– Pylo⁻rós (gr): Pförtner, Torhüter.
pyramidalis, -e (l)   Adj. zu Pyramis.
Pyramis, -idis f (l)   Pyramide; anat.: pyramidenähnl. Gebilde.– Pyramís (gr): Pyramide.

quadrangularis, -e (l)   vierwinklig, viereckig.– quattuor (l): vier; Angulus, -i n (l): Winkel.
quadratus, -a, -um (l)   viereckig.– quadrare (l): rechteckig machen.
quadriceps, -cipitis (l)   vierköpfig.

radialis, -e (l)   zur Speiche (Unterarmknochen) gehörig.– Adj. zu Radius.
Radiatio, -onis f (l)   Ausstrahlung.– Radius, -ii m (l): Strahl, Lichtstrahlung.
radicularis, -e (l)   zur Wurzel gehörend.– Adj. zu Radicula, -ae f (l): kleine Wurzel.

Radius, -ii m (l)   Radspeiche, Halbmesser des Kreises, Sonnenstrahl; anat.: Unterarmknochen: Speiche.
Radix, -icis f (l)   Wurzel.– Radix (gr): Zweig, Rute, Wurzel.
Ramus, -i m (l)   Ast, Zweig.
Raphe, -es f (l)   Naht, Hautnaht.– Raph´ä (gr): Naht, Kleidernaht; rápto´- (gr): zusammennähen.
Recessus, -us m (l)   Zurückgehen, Einbiegung, Vertiefung, Winkel, Nische.– recedere (l): zurückweichen; re-: zurück; cedere: weichen, gehen.
Rectum, -i n (l)   Enddarm, Mastdarm.– rectus (l): gerade.
rectus, -a, -um (l)   gerade.– regere (l): richten, lenken.
recurrens, -entis (l)   zurücklaufend, kreisend.– P.p.a. von recurrere (l): zurücklaufen, zurückkommen, kreisen.
Regio, -onis f (l)   Gegend, Lage, Richtung.– regere (l): lenken, richten, regieren; orégo´- (gr): recken, sich recken.
Ren, renis m (l)   Niere.
renalis, -e (l)   Adj. zu Ren.
respiratorius, -a, -um (l)   der Atmung dienend.– respirare (l): atmen.
Rete, retis n (l)   Netz, Fischnetz.– ére (idg) u. rarus, -a, -um (l): dünn, locker, undicht.
Retina (ergänze tunica) (l)   die Netzhaut des Auges.– evtl.: retinere (l): zurückhalten; oder: Rete, retis n (l): Netz; retinus (l): netzartig.
Retinaculum, -i n (l)   Halter, Klammer, Seil, das zum Halten dienende Band; anat.: 1. Werkzeug zum Aufheben und Festhalten von Weichteilen; 2. fibröse Gebilde, welche andere festhalten, damit sie nicht aus der Lage abweichen.– retinere (l): zurückhalten, festhalten.
retroperitonealis, -e (l)   hinter dem Bauchfell gelegen.

Rhinencephalon, -i n (l) Riech-hirn.– Rhís (gr): Nase; Enképhalos (gr): das, was im Kopf ist (Gehirn).

Rhombencephalon, -i n (l) Rautenhirn; nach der Rautengrube benannt.– Rhómbos (gr): Raute; Enképhalos (gr): das, was im Kopf ist (Gehirn).

rhomboideus, -a, -um (l) rautenähnlich.– Rhómbos (gr): kreisförmiger Körper, Kreisel, später: Raute; -eidés (gr): ähnlich.

Rima, -ae f (l) Spalte, Riss, Strich, Ritze.– Rícoma (idg): Riss; ereíkein (gr): aufreißen.

risorius, -a, -um (l) zum Lachen dienend.– ridere (l): lachen, grinsen; Risor, -oris m (l): Lacher, Spötter.

rostralis, -e (l) zum vorderen Körperende hin gelegen.

Rostrum, -i n (l) Schnabel, Rüssel.– rodere (l): nagen, verzehren.

Rotator, -oris m (l) der (Herum-)Dreher; vgl. Rotation.– rotare (l): herumdrehen, rotieren; Rota, -ae f (l): Rad, Wagenrad.

rotundus, -a, -um (l) rund, kugelrund.– Rota, -ae f (l): Rad; siehe Rotator.

ruber, -bra, -brum (l) rot.– erythrós (gr): rot; rubére (l): rot sein.

Ruga, -ae f (l) Runzel, Hautfalte, Falte.– rúksas (altind): rau; rysós (gr): runzelig.

S

Saccus, -i m (l) Sack, Tasche.– Sák(k)os (gr): Sack.

sacer, sacra, sacrum (l) heilig.– Sacrum, -i n (l): Heiligtum.– Os sacrum: Kreuzbein.

sacralis, e (l) zum Kreuzbein gehörig.– Adj. zu Sacrum.

sagittalis, -e (l) in Pfeilrichtung, sagittal, von ventral nach dorsal.– Adj. zu Sagitta, -ae f (l): Pfeil.

salivatorius, -a, -um (l) zum Speichel gehörig.– Saliva, -ae f (l): Speichel, Schleim.

Salpinx, -ingis f (l) Trompete; anat.: 1. Eileiter (Tuba uterina [Salpinx]); 2. Ohrtrompete (Tuba auditiva).– Salpinx (gr): Trompete.

saphenus, -a, -um (l) verborgen.– al safin (arab): verborgen, der Verbergende; nicht von saph΄äs (gr): deutlich, sichtbar.

sartorius, -a, -um (l) zum Schneidern dienlich.– Sartor, -oris m (l): Schneider; sarcire (l): ausbessern.

Scala, -ae f (l) Treppe, Stufe.– Scalae, -arum (Pl): Treppe, Leiter, Stiege; scand-sla (idg): steigen.

scalenus, -a, -um (l) schief, ungleichseitig, dreieckig.– skalänós (gr): ungerade, schief.

Scapha, -ae f (l) Nachen; anat.: die zwischen Helix und Anthelix liegende Furche der Ohrmuschel.– Skáphä (gr): ausgehöhlter Körper, Kahn, Boot.

scaphoideus, -a, -um (l) kahnförmig.– Skáphä (gr): ausgehöhltes, muldenartiges Gefäß, Wanne, Boot; skápto⁻ (gr): graben.

Scapula, -ae f (l) Schulterblatt, Schulter, Rücken.– Kápetos (gr): Grube, Graben.

Sclera (ergänze tunica oculi) (l) harte oder feste Augenhaut.– sklärós (gr): hart, derb.

scriptorius, -a, -um (l) zum Schreiben dienend.– scribere (l): schreiben, zeichnen.

scrotalis, -e (l) Adj. zu Scrotum.

Scrotum, -i n (l) Sack, Hodensack.– skrýdda (altnord): geschrumpfte Haut.

secundarius, -a, -um (l) der (die, das) Zweite.– secundus, -a, -um (l): der (die, das) Zweite, Folgende; sequi (l): folgen, nachfolgen, nachsetzen.

segmentalis, -e (l) Adj. zu Segmentum.

Segmentum, -i n (l) Abschnitt, Teilbereich, Segment.– secare (l): schneiden, teilen.

Sella, -ae f (l) Sattel, Stuhl, Sessel.– sedere (l): sitzen, setzen; Hélla (gr): Sitz.

Semicanalis, -is m (l) Halbkanal, Rinne.

semicircularis, -e (l) halbkreisförmig.

semilunaris, -e (l) halbmondförmig.– semi- (l): halb; Luna, -ae f (l): Mond.

semimembranosus, -a, -um (l) halbhäutig.

seminalis, -e (l) zum Samen gehörig.– Adj. zu Semen, -inis n (l): Same, Stamm; se, saen (idg) u. serere (l): säen, pflanzen.

semiovalis, -e (l) halbeiförmig.

semispinalis, -e (l) zur Hälfte zum Dorn(fortsatz der Wirbel) gehörend; Bezeichnung für Muskeln, die von den Querfortsätzen der Wirbel zu Dornfortsätzen anderer Wirbel ziehen.

semitendinosus, -a, -um (l) halbsehnig.

septalis, -e (l) Adj. zu Septum.

Septum, -i n (l) Scheidewand, eigentl. Umzäunung, Einfriedung.– saepire (l): umzäunen, umhegen, einfrieden.

serratus, -a, -um (l) gezähnt, gesägt.– P.p.p. von serrare (l): sägen; Serra, -ae f (l): Säge.

sesamoideus, -a, -um (l) sesamkornähnlich.– S´äsamon (gr): Schotenfrucht der aus Ägypten und Arabien stammenden Sesampflanze.

sigmoideus, -a, -um (l) sigmaähnlich.– Sígma (gr): halbmondförmiges Gebilde.

simplex, -icis (l) einfach, unvermischt, einzeln.– sém (idg): eins.

sinister, -tra, -trum (l) links, ungünstig.

sinuatrialis, -e (l) zum Sinus venarum cavarum u. zum Vorhof des Herzens gehörend.

Sinus, -us m (l) Busen, Vertiefung, Bucht, Biegung, Krümmung.– sinuáre (l): krümmen, bogenförmig machen.

soleus, -a, -um (l) seezungenähnlich, schollenähnlich.– Solea, -ae f (l): Seezunge, Scholle; urspr.: Sandale, Sohle.

solitarius, -a, -um (l) alleinstehend, abgesondert, einsam.– solus, -a, -um (l): allein.

Spatium, -ii n (l) Zwischenraum, Raum, Bahn, Rennbahn.– Spádion, Stadion (gr): Rennbahn.

spermaticus, -a, -um (l) zum Samen gehörig.– Adj. zu Spérma (gr): Same, Keim; speírein (gr): aussäen, ausstreuen.

sphenoidalis, -e (l) keilförmig.– Sph´än (gr): Keil.

Sphincter, -eris m (l) Schnürer, Schnürmuskel.– sphingein (gr): zusammenschnüren, würgen, zusammenziehen; Sphinx: zusammenschnürende Todesdämonin.

Spina, -ae f (l) Dorn, Rückgrat, Wirbelsäule.

spinalis, -e u. spinosus, -a, -um (l) Adj. zu Spina.

spinocostalis, -e (l) vom Rückgrat zur Rippe verlaufend.

spiralis, -e (l) gewunden.– Adj. zu Spira, -ae f (l): Windung, Spirale; Speíra (gr): Windung.

splanchnicus, -a, -um (l) zu den Eingeweiden gehörend.– Splánchnon (gr): Eingeweide.

Splanchnologia, -ae f (l) Einge-
weidelehre.– Splánchnon (gr): Eingeweide; Lógos (gr): Wort, Sprache,
Lehre.

Splen, -enis m (l) Milz.– Spl´än
(gr): Milz.

Splenium, -ii n (l) Wulst, Bausch,
Schönheitspflästerchen.– Splenion
(gr): Wundverband, Pflasterstreifen,
Kompresse.

splenius, -ia, -ium (l) pflasterför-
mig, bauschig.

spongiosus, -a, -um (l) schwam-
mig, porös.– Spongiá (gr):
Schwamm.

Squama, -ae f (l) Schuppe (des Fi-
sches, der Schlange).– squaleo (l):
schuppig, rau sein.

squamosus, -a, -um (l) Adj. zu
Squama.

stapedius, -a, -um (l) Adj. zu Stapes.

Stapes, -edis m (l) Steigbügel, das
kleinste der drei Gehörknöchelchen.

stellatus, -a, -um (l) sternförmig.–
Stella, -ae f (l): Stern, Gestirn; Ast´är
(gr): Stern.

sternalis, -e (l) Adj. zu Sternum.

sternoclavicularis, -e (l) vom
Brust- zum Schlüsselbein verlaufend.

**sternocleidomastoideus, -a, -um
(l)** Brustbein und Schlüsselbein mit
dem Warzenfortsatz verbindend.–
Sternum, -i n (l): Brustbein; Kleís
(gr): Riegel, Schlüssel, Schlüsselbein;
mastoideus (l): brustwarzenähnlich.

sternocostalis, -e (l) vom Brustbein zur Rippe verlaufend.

sternohyoideus, -a, -um (l) vom
Brust- zum Zungenbein verlaufend.

**sternothyroideus, -a, -um
(l)** vom Brustbein zur Schilddrüse
ziehend.

Sternum, -i n (l) Brustbein.– sternere (l): ausbreiten, glätten; Stérnon
(gr): Brust, Brustbein.

Stratum, -i n (l) Zone, Decke, Aus-
gebreitetes, Schicht.– sternere (l) u.
stórnymi (gr): ausbreiten, bedecken.

Stria, -ae f (l) Streifen, Furche.

striatus, -a, -um (l) gestreift.– Adj.
zu Stria.

styloglossus, -a, -um (l) vom
Griffelfortsatz zur Zunge verlaufend.

stylohyoideus, -a, -um (l) vom
Griffelfortsatz zum Zungenbein verlaufend.

styloideus, -a, -um (l) griffelför-
mig.– Sty^los (gr): Griffel, Stiel.

stylomastoideus, -a, -um (l) vom
Griffel- zum Warzenfortsatz verlaufend.

stylopharyngeus, -a, -um (l) vom
Griffelfortsatz zum Rachen verlaufend.

subcutaneus, -a, -um (l) unter der
Haut gelegen.

submucosus, -a, -um (l) unter der
Schleimhaut gelegen.

Substantia, -ae f (l) Wesen, Be-
schaffenheit; anat.: Substanz, stoffli-
che Grundlage.– substare (l): darunter sein, existieren, standhalten.

Sulcus, -i m (l) Furche, Einschnitt.– Holkós (gr): Zug, Zügel, gezogene Furche; hélko‾ (gr): ziehen.

Supercilium, -ii n (l) Augenbraue,
das über dem Augenlid Befindliche.

superficialis, -e (l) an der Oberfläche liegend, oberflächlich.– Facies,
-ei f (l): äußere Gestalt.

superior, -ius (l) oberer, höher,
weiter oben gelegen.– Komp. zu
super.

Supinator, -oris m (l) Aufwärts-
dreher.– supinare (l): rücklings beugen, nach oben drehen; durch Drehung des Unterarms wird die Handfläche nach oben bzw. vorne gerichtet; hýptios (gr): zurückgelehnt,
rücklings.

supremus, -a, -um (l) der Oberste,
Äußerste, Höchste.– Sup. zu super.

suralis, -e (l)   zum Wadenbein gehörig.– Adj. zu Sura, -ae f (l): Wade, Unterschenkel.

suspensorius, -a, -um (l)   zum Aufhängen dienend.– suspéndere (l): aufhängen, emporheben.

Sustentaculum, -i n (l)   Stütze, Hilfe, Unterstützung.– sustenare (l): unterstützen, aufrechthalten, stützen, helfen.

Sutura, -ae f (l)   Naht, chirurg. Naht, Nahtverbindung zweier Schädelknochen, Wundnaht.

sympathicus, -a, -um (l)   sympathisch; anat.: sympathischer Teil des autonomen oder vegetativen Nervensystems.– Pátho¯s (gr): Leiden, Empfindung.

Symphysis, -eos u. -is f (l)   Knochenverbindung durch Faserknorpel, vgl. Junctura cartilaginea.– symphýein (gr): zusammenwachsen, vereinigen.

Synarthrosis, -eos u. -is f (l)   Knochenfuge.– Árthron (gr): Gelenk.

Synchondrosis, -eos u. -is (l)   knorpelige Knochenverbindung.– Chóndros (gr): der Knorpel.

Syndesmosis, -eos u. -is (l)   bindegewebige Knochenverbindung.– Desmós (gr): Band, Verbindung.

Synostosis, -eos u. -is (l)   knöcherne Verbindung zweier Knochen.– Ostéon (gr): Knochen.

Synovia, -ae f (l)   Gelenkschmiere.

Taenia, -ae f (l)   Streifen, schmales Band, Binde.– Tainía (gr): Band, Binde; teínein (gr): drehen, spannen, strecken.

talaris, -e (l)   Adj. zu Talus.

talocalcaneonavicularis, -e (l)   vom Sprung- u. Fersenbein zum Kahnbein verlaufend.

talocruralis, -e (l)   vom Sprungbein zum Unterschenkel ziehend.

talonavicularis, -e (l)   vom Sprung- zum Kahnbein verlaufend.

Talus, -i m (l)   Sprungbein; urspr.: der Würfel.

Tapetum, -i n (l)   Teppich, Vorhang.– Tapes, -itis m (l) u. Tápäs (altiran): Teppich.

tarseus, -a, -um (l)   Adj. zu Tarsus.

tarsometatarsalis, -e (l)   von der Fußwurzel zum Mittelfuß verlaufend.

Tarsus, -i m (l)   1. Fußwurzel; 2. Lidplatte.– Tarsós (gr): flach ausgebreiteter Gegenstand.

tectorius, -a, -um (l)   dem Bedecken dienend; zum Decken.– Adj. zu Tectum.

Tectum, -i n (l)   Dach.– tegere (l) u. stégein (gr): decken; Tégos (gr): Dach; Stégä (gr): Haus, Dach; Decchin (ahd): Decke.

Tegmen, -inis n u. Tegmentum, -i n (l)   Decke, Haube, Dach.– tegere (l): bedecken u. stégein (gr): decken, bedecken, verbergen.

tegmentalis, -e (l)   Adj. zu Tegmentum.

Tela, -ae f (l)   Gewebe, Gewebeschicht.– téxere (l): weben, flechten; Téxla (idg): Gewebe.

Telencephalon, -i n (l)   Endhirn.– Télos (gr): Ende; Enképhalos (gr): das, was im Kopf ist (Gehirn).

temporalis, -e (l)   Adj. zu Tempus.

Tempus, -oris n (l)   Schläfe; Zeit.

tendineus, -a, -um (l)   Adj. zu Tendo.

Tendo, -inis m (l)   Sehne.– téndere (l) u. teínein (gr): ziehen, spannen, strecken.

Tensor, -oris m (l)   Spanner, Strecker.– téndere (l) u. teínein (gr): strecken, ziehen, spannen.

Tentorium, -i n (l)   Zelt.– téndere (l): spannen, straff anziehen, zelten, lagern.

tenuis, -e (l) dünn, fein.– téndere (l): spannen, auseinanderziehen; tánus (altind) u. dúnni (ahd): dünn, ausgedehnt.

teres, -etis (l) rund, gedreht, länglich rund.– terere (l): reiben, zerreiben; teíro⁻ u. tríbo⁻ (gr): reiben, zerreiben.

terminalis, -e (l) zur Grenze gehörig, die Grenze bzw. das Ende bezeichnend; vgl. Termin.– terminare (l): begrenzen, abgrenzen, bestimmen.

testicularis, -e (l) Adj. zu Testis.

Testis, -is m (l) anat.: Hoden.

thalamicus, -a, -um (l) Adj. zu Thalamus.

Thalamus, -i m (l) anat.: sog. Sehhügel.– Thálamos (gr): Gemach, Höhle, Schlafgemach.

Theca, -ae f (l) Kapsel, Hülle, Kuppel.– Th´äkä (gr) = Behälter.

Thenar, -aris n (l) Daumenballen.– Thénar (gr): Handfläche, flache Hand, auch Vertiefung; theíno⁻ (gr): schlagen.

thoracicus, -a, -um (l) Adj. zu Thorax.

thoracoacromialis, -e (l) vom Brustkorb zur Schulterhöhe verlaufend.

thoracolumbalis, -e (l) vom Brustkorb zur Lende ziehend.

Thorax, -acis m (l) Brustkorb.– Tho´-rax (gr): Brustkorb, Brustharnisch, Rüstung, die Brust und Bauch bedeckt.

thymicus, -a, -um (l) Adj. zu Thymus.

Thymus, -i m (l) Thymusdrüse, Bries.– Thymós (gr): Leben, Lebenskraft, Gemüt, Mut, Herz, Geist, Verstand.

thyroarytenoideus, -a, -um (l) von der Schilddrüse zu den Gießbeckenknorpeln verlaufend.

thyroepiglotticus, -a, -um (l) von der Schilddrüse zum Kehldeckel verlaufend.

thyrohyoideus, -a, -um (l) von der Schilddrüse zum Zungenbein verlaufend.

thyroideus, -a, -um (l) schildförmig.– thyreoídes (gr): schildähnlich; Thyreós (gr): der lange, viereckige türähnliche Schild.

thyropharyngeus, -a, -um (l) von der Schilddrüse zum Pharynx verlaufend.

Tibia, -ae f (l) Pfeife, Flöte; anat.: Schienbein.

tibialis, -e (l) Adj. zu Tibia.

Tonsilla, -ae f (l) Mandel im Halse.– Dim. zu Toles, -ium f (l): Kropf am Halse; tónsles (idg): dehnen, ausdehnen.

Torus, -i m (l) Wulst, Polster; ein Teilstrick, aus deren mehreren das Tau zusammengedreht wird.

Trabecula, -ae f (l) Bälkchen.– Dim. zu Trabs, -is f (l): der Balken.

Trachea, -ae f (l) Luftröhre.– trachýs (gr): rau.

tracheobronchialis, -e (l) zur Luftröhre u. ihren (Haupt-)Ästen gehörig.

Tractus, -us m (l) Verlauf, Strang, Bahn; vgl. Traktor.– trahere (l): ziehen, schleifen, schleppen.

Tragus, -i m (l) anat. die vor der Öffnung des äußeren Gehörgangs liegende Erhebung.– Trágos (gr): Bock, Ziegenbock, vgl. Tragi: Ohrhaare.

transversus, -a, -um (l) querverlaufend, querliegend.– transvertere (l): wenden, sich wenden, hinwenden, von einem zum anderen wenden, hinüberwenden.

trapezius, -a, -um (l) trapezförmig, tischförmig.– Trápeza (gr): Tisch, Speise, Tafel.

triangularis, -e (l) dreieckig.– tres, tri- (l): drei; angularis, -e (l): winkelig, eckig.

Triceps, -itis m (l) dreiköpfig.– tres, tri- (l): drei; Caput, -itis n (l): Kopf.

tricuspidalis, -e (l) mit drei Spitzen oder Zipfeln versehen.– tres, tri- (l): drei; Cuspis, -idis f (l): Spitze, Zipfel; anat.: Klappensegel einer Segelklappe.

trigeminus, -a, -um (l) dreifach; anat.: aus drei Teilen bestehend.– tres, tri- (l): drei; geminus (l): doppelt, Zwilling.

Trigonum, -i n (l) Dreieck.– tres, tri- (l): drei; Go¯nía (gr): Winkel, Ecke.

Tripus, -odis m (l) Dreifuß.– tres, tri- (l): drei; Poús (gr): Fuß.

triquetrus, -a, -um (l) dreieckig.– tres, tri- (l): drei; quartus bzw. quadrus (l): eckig, eigentl.: viereckig.

triticeus, -a, -um (l) weizenkornähnlich.– Adj. zu Triticum, -i n (l): Weizen.

Trochanter, -eris m (l) Rollhügel.– Trochus, -i m (l): Rad; Tróchos (gr): Lauf, Umlauf; trochazo (gr): laufen, rennen, sich im Kreise drehen.

Trochlea, -ae f (l) Rolle, Winde.– Trochilía (gr): Rolle, Walze, Winde.

Truncus, -i m (l) Stamm, Stock, Rumpf eines Menschen.– truncáre (l): verstümmeln, der Glieder berauben.

Tuba, -ae f (l) Trompete, Tuba.

tubarius, -a, -um (l) Adj. zu Tuba.

Tuber, -eris n (l) Höcker, Knorren, Beule.– tumére (l): anschwellen.

Tuberculum, -i n (l) Dim. zu Tuber.

Tuberositas, -atis f (l) Vorsprung, Rauigkeit am Knochen.

Tunica, -ae f (l) Hemd, Unterkleid, Tunica, Haut, Hülle; anat.: Gewebeschicht.

turcicus, -a, -um (neulat) türkisch.– Sella turcica: Türkensattel.

tympanicus, -a, -um (l) zum Trommelfell (Membrana tympanica) oder zur Paukenhöhle (Cavitas tympani) gehörend.– Adj. zu Tympanum.

Tympanum, -i n (l) Trommel, Handpauke.– Týmpanon (gr): Handpauke, Tamburin.

U

Ulna, -ae f (l) Elle, einer der Unterarmknochen.– O¯léná (gr): ganzer Arm, Elle als Maß, Unterarm.

umbilicalis, -e (l) Adj. zu Umbilicus.

Umbilicus, -i m (l) Nabel, Mittelpunkt.– Omphalós (gr): Nabel, nabelähnliche Erhöhung, Mittelpunkt.

Umbo, -onis m (l) Buckel, Nabel.– Umbalus (idg) u. Omphalós (gr): Nabel, Mittelpunkt.

uncinatus, -a, -um (l) Adj. zu Uncus.

Uncus, -i m (l) Haken, Klammer.– Ónkos (gr): Haken, Widerhaken.

unguicularis, -e (l) Adj. zu Unguis (auch unguliformis = hufeisenförmig).

Unguis, -is m (l) Nagel, Kralle.– Onyx (gr): Kralle, Klaue, Fingernagel.

Urachus, -i m (l) Harngang, Verbindung zwischen Blase und Allantois.– Oûron (gr): Harn; chéein (gr): gießen oder échein (gr): enthalten.

Ureter, -eris m (l) Harnleiter.– ouréein (gr): Harn lassen.

Urethra, -ae f (l) Harnröhre.– Ouréthra (gr): Harnröhre.

urethralis, -e (l) Adj. zu Urethra.

urinarius, -a, -um (l) zum Harn gehörend.– Adj. zu Urina, -ae f (l): Harn.

urogenitalis, -e (l) die Harn- und Geschlechtsorgane betreffend.– Oûron (gr): Harn, Urin; genitalis (l): die Geschlechtsorgane betreffend; genere u. gignere (l): zeugen, erzeugen.

uterinus, -a, -um (l) zur Gebärmutter gehörend.– Adj. zu Uterus.

Uterus, -i m (l) Gebärmutter, Unterleib.– Udáram (altind): Bauch.

Utriculus, -i m (l) kleiner Schlauch; anat. z. B. Teil des häutigen Labyrinths.– Dim. zu Uter, utris m (l) = Schlauch; Hydría (gr): Wasserkrug.

Uvula, -ae f (l) Zäpfchen.– Dim. zu Uva, -ae f (l): Traube; U°'ga (lit): Beere.

V

Vagina, -ae f (l) Scheide des Schwertes, Hülle; anat.: weibl. Scheide.

vagus, -a, -um (l) umherschweifend, ungenau, vage.

vallatus, -a, -um (l) von einem Wall umgeben.– Adj. zu Vallum, -i n (l): Wall; vallare (l): umwallen, verschanzen.

Vallecula, -ae f (l) kleines Tal; anat.: 1. Einsenkung zwischen Zunge u. Kehldeckel, 2. Einsenkungen am Gehirn.– Dim. zu Vallis, -is f (l): das Tal.

Valvula, -ae f (l) kleine Klappe.– Dim. zu Valva, -ae f (l): Klappe, im Plural Türflügel, Doppeltür.

Vas, vasis n (l) Gefäß, Gerät.

vascularis, -e (l) zum Gefäß gehörend.– Adj. zu Vasculum, -i n (l): kleines Gefäß;– Dim. zu Vas.

vastus, -a, -um (l) groß, weit, gewaltig, plump.– vastare (l): verwüsten.

Velum, -i n (l) Segel, Tuch, Hülle.– velare (l): verbergen, verhüllen.

Vena, -ae f (l) Blutader, Vene; Blutgefäß, das Blut zum Herzen hinführt.

Venter, -tris m (l) Bauch, Magen, Leib, Wanst.

ventralis, -e (l) 1. zum Bauch gehörend; 2. bauchwärts liegend, ventral (Gegensatz zu dorsalis).– Adj. zu Venter.

Ventriculus, -i m (l) kleiner Magen; anat.: 1. Magen, 2. Herzkammer, 3. Hirnkammer, 4. als Ventriculus laryngis: seitliche Aussackung des Kehlkopfraumes.– Dim. zu Venter.

vermiformis, -e (l) wurmförmig.– Vermis, -is f (l): Wurm; Forma, -ae f (l): Gestalt, Form.

Vermis, -is f (l) Wurm; anat.: mittlerer Abschnitt des Kleinhirns.

Vertebra, -ae f (l) Wirbel; urspr.: Gelenk.– vertere (l): drehen, wirbeln, sich im Kreise drehen.

verticalis, -e (l) vertikal, senkrecht, scheitelrecht.– Vertex, -icis f (l): Scheitel, Wirbel, Haarwirbel des Hauptes; vertere (l): drehen, kreisen.

Vesica, -ae (l) Blase.– vesicare (l): Blasen werfen.

vesicalis, -e (l) Adj. zu Vesica.

Vesicula, -ae f (l) Bläschen.– Dim. zu Vesica.

vestibularis, -e (l) zum Vorhof des knöchernen Labyrinths gehörend.– Adj. zu Vestibulum.

vestibulocochlearis, -e (l) zum Gleichgewichts- und Hörorgan gehörend.

Vestibulum, -i n (l) Vorhof, Vorplatz, Vorraum, Eingang.

Vibrissae, -arum (Pl) f (l) Schnurrhaare; anat.: Haare im Vestibulum nasi.– vibrare (l): zittern, schnurren.

villosus, -a, -um (l) zottenreich, zottig.– Adj. zu Villus.

Villus, -i m (l)   Zotte, zottiges Haar.– Vellus, -eris n (l): Wolle, Vlies; vellere (l): zupfen, rupfen.

Vinculum, -i n (l)   Band, Fessel.– vincire (l): binden, fesseln.

visceralis, -e (l)   zu den Eingeweiden gehörend.– Adj. zu Viscera: Eingeweide.

Viscus, -eris (meist im Plural: Viscera) n (l)   Eingeweide, die edlen Eingeweide, das Innerste.

vitreus, -a, -um (l)   gläsern, glasartig.– Adj. zu Vitrum, -i n (l): Glas.

vocalis, -e (l)   tönend, zur Stimme gehörend.– Adj. zu Vox, vocis f (l): Stimme, Ton, Laut; Vac (altind): Stimme, Sprache; vocare (l): rufen, nennen.

Vomer, -eris m (l)   Pflugscharbein.

vomeronasalis, -e (l)   vom Pflugscharbein zur Nase verlaufend.

Vulva, -ae f (l)   1. Hülle, 2. Gebärmutter; anat.: äußeres weibliches Genitale.– Volva, -ae f (l): die Gebärmutter eines zum ersten Mal trächtigen Schweins; vólvere (l): wälzen, rollen; letzteres bezieht sich auf die Eihäute.

xiphoideus, -a, -um (l)   schwertförmig.– Xíphos (gr): Schwert.

Zona, -ae f (l)   Gürtel, Zone.– Zo´nä (gr): Gürtel, der das Untergewand am Leibe festhält, Zone.

Zonula, -ae (l)   kleiner Gürtel.– Dim. zu Zona.

zygomaticus, -a, -um (l)   zum Jochbogen gehörig.– Adj. zu Zygón (gr): Joch, Jochbein.

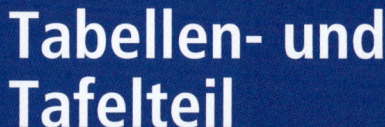

Tabellen- und Tafelteil

Tabellen

Tab. 1 Bewegungsrichtungen	
Extension	Streckung des Rumpfes oder der Extremitäten
Flexion	Beugung des Rumpfes oder der Extremitäten
Abduktion	Wegführen der Extremitäten vom Rumpf
Adduktion	Heranführen der Extremitäten zum Rumpf
Elevation	Heben des Arms über die Horizontale
Rotation	Innen- und Außendrehung der Extremitäten um die Längsachse
Zirkumduktion	Kreiselbewegung, zusammengesetzte Bewegung aus z. B. Adduktion, Abduktion, Flexion und Extension

Tab. 2 Radiologische Schnittbildebenen	
Radiologische Bezeichnung	**Anatomische Bezeichnung**
sagittale Schicht	Sagittalebene
koronare Schicht	Frontalebene
axiale Schicht	Transversalebene

In der Radiologie werden im Rahmen der bildgebenden Verfahren (Computertomographie und Magnetresonanztomographie) die drei anatomischen Hauptebenen als Schichten mit einer eigenen Nomenklatur definiert.

Tab. 3 Anatomische Bewegungsbezeichnungen

Region	Begriff	Bewegung
Extremitäten	Extension	Streckung
	Flexion	Beugung
	Abduktion	Wegführen vom Körper/Abspreizen
	Adduktion	Heranführen an den Körper
	Elevation	Hebung des Arms/Schultergürtels über die Horizontale
	Depression	Absenken des Arms/Schultergürtels von oberhalb der Horizontalen
	Innenrotation	Einwärtsdrehung
	Außenrotation	Auswärtsdrehung
	Pronation	Umwendbewegung von Hand/Fuß mit nach oben gerichtetem Handrücken bzw. angehobenem lateralem Fußrücken
	Supination	Umwendbewegung von Hand/Fuß mit nach oben gerichteter Hohlhand bzw. angehobenem medialem Fußrand
	Radialabduktion (Radialduktion)	Abspreizen der Hand/Finger in Richtung Radius
	Ulnarabduktion (Ulnarduktion)	Abspreizen der Hand/Finger in Richtung Ulna
	Palmarflexion/Volarflexion	Beugung der Hand in Richtung Hohlhand
	Plantarflexion	Beugung des Fußes in Richtung Fußsohle
	Dorsalextension	Streckung von Hand/Fuß in Richtung Handrücken/Fußrücken
	Opposition	Gegenüberstellung des Daumens dem kleinen Finger
	Reposition	Zurückführung des Daumens neben den Zeigefinger
	Inversion	Hebung der Innenseite des Fußes (im unteren Sprunggelenk)
	Eversion	Hebung der Außenseite des Fußes (im unteren Sprunggelenk)

Tab. 3 Anatomische Bewegungsbezeichnungen *(Forts.)*		
Wirbel-säule	Rotation	Drehbewegung in der Longitudinal-achse
	Lateralflexion	Seitneigung
	Inklination (Flexion)	Vorwärtsneigung
	Reklination (Exten-sion)	Rückwärtsneigung
Becken	Flexion (anteriore/ventrale Rotation)	Beckenkippung nach vorne
	Extension (dorsale Rotation)	Beckenaufrichtung nach hinten
Kiefer-gelenk	Abduktion	Kieferöffnung
	Adduktion	Kieferschluss
	Protrusion/Protrak-tion	Vorschieben des Unterkiefers
	Retrusion/Retrak-tion	Zurückziehen des Unterkiefers
	Okklusion	Ineinandergreifen der Ober- und Unterkieferzähne
	Mediotrusion	Unterkiefer auf einer Seite nach vorne medial
	Laterotrusion	Unterkiefer auf einer Seite nach hinten lateral

Tab. 4 Richtungsbezeichnungen und Lage der Körperteile	
kranial oder superior	zum Kopfende hin
kaudal oder inferior	zum Steißende hin
anterior oder ventral	nach vorne oder bauchwärts
posterior oder dorsal	nach hinten oder rückenwärts
lateral	seitlich, von der Mitte weg
medial	mittig, auf die Mitte zu
median oder medianus	innerhalb der Medianebene
intermedius	dazwischen liegend
zentral	zum Inneren des Körpers hin
peripher	zur Oberfläche des Körpers hin
profundus	tief liegend
superficialis	oberflächlich liegend
externus	außen liegend
internus	innen liegend
apikal	zur Spitze gerichtet oder gehörend
basal	zur Basis gerichtet, basalwärts
dexter	rechts
sinister	links
proximal	zum Rumpf hin
distal	zum Ende der Gliedmaßen hin
ulnar	zur Ulna hin
radial	zum Radius hin
tibial	zur Tibia hin
fibular	zur Fibula hin
volar oder palmar	zur Hohlhand hin
plantar	zur Fußsohle hin
dorsal	(Extremitäten) zum Handrücken oder zum Fußrücken hin
frontal	stirnwärts
rostral	(wörtlich übersetzt „schnabelwärts") zum Mund oder zur Nasenspitze hin (nur für Bezeichnungen am Kopf)

Abbildungen

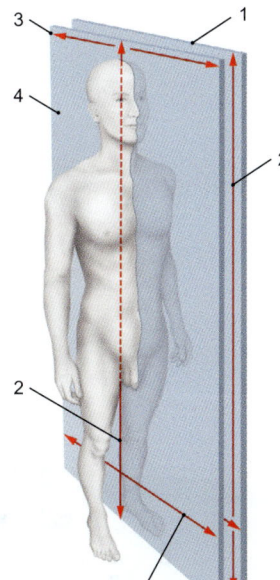

1 Sagittalebene
2 Longitudinalachse
3 Sagittalachse
4 Mediansagittalebene
5 Transversalebene
6 Transversalachse
7 Frontalebene **a**

Abb. 1 Ebenen und Achsen sowie radiologische Bezeichnungen. [L127]
a Sagittalebene (Planum sagittale), in ihr verlaufen sagittale und longitudinale Achsen.

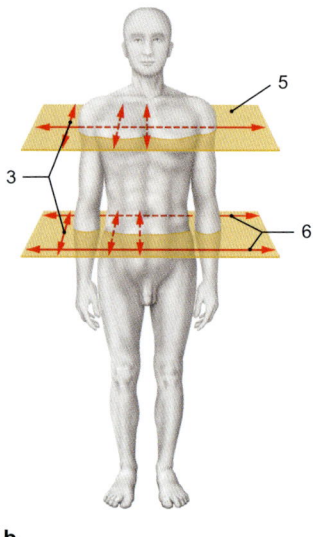

5

3

6

b

Abb. 1 Ebenen und Achsen sowie radiologische Bezeichnungen. [L127]
b Transversalebene = Horizontalebene (Planum)

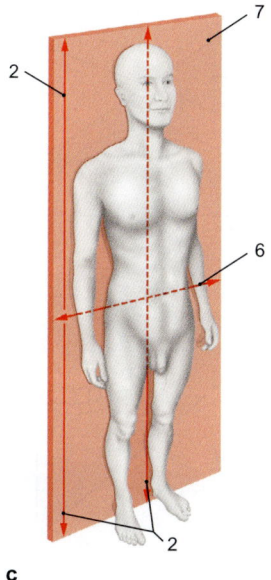

c

Abb. 1 Ebenen und Achsen sowie radiologische Bezeichnungen. [L127]
c Frontalebene = Koronarebene (Planum frontale), in ihr verlaufen longitudinale und transversale Achsen.

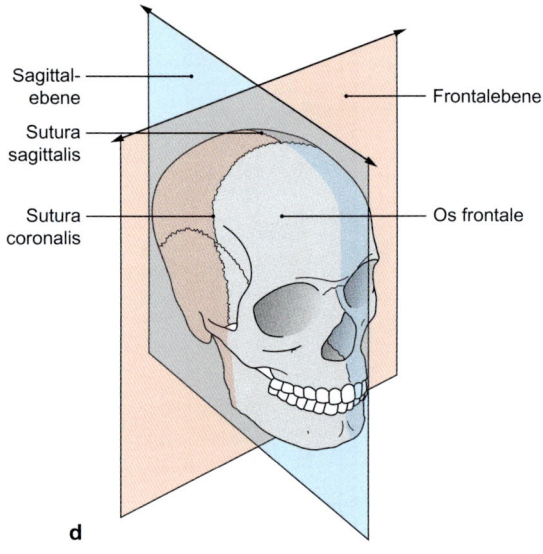

Sagittal-
ebene

Frontalebene

Sutura
sagittalis

Sutura
coronalis

Os frontale

d

Abb. 1 Ebenen und Achsen sowie radiologische Bezeichnungen. [L127]
d Die **koronare Schädelnaht** (Sutura coronalis) und die sagittale Schädelnaht (Sutura sagittalis) dienen besonders in der Radiologie als Richtungsbezeichnungen: Die sagitale Schicht entspricht der Sagittalebene, die koronare Schicht entspricht der Frontalebene.

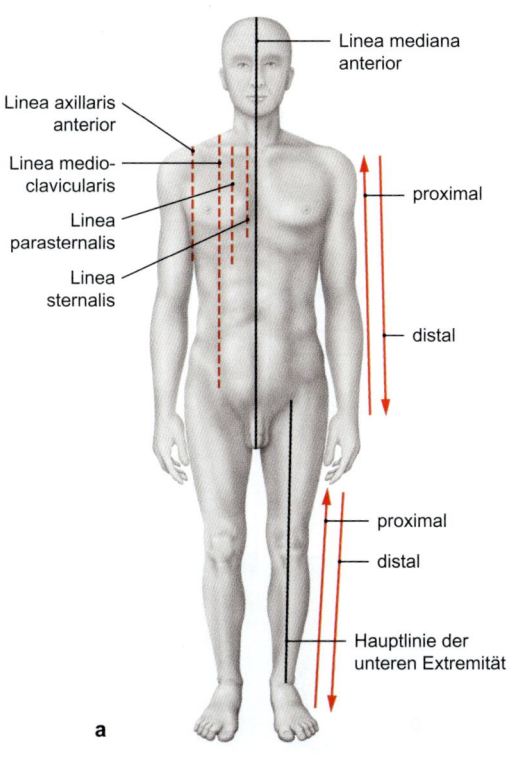

Linea mediana
anterior

Linea axillaris
anterior

Linea medio-
clavicularis

Linea
parasternalis

Linea
sternalis

proximal

distal

proximal

distal

Hauptlinie der
unteren Extremität

a

Abb. 2 Orientierungslinien sowie Richtungs- und Lagebezeichnungen. [L127]
a Ansicht von ventral

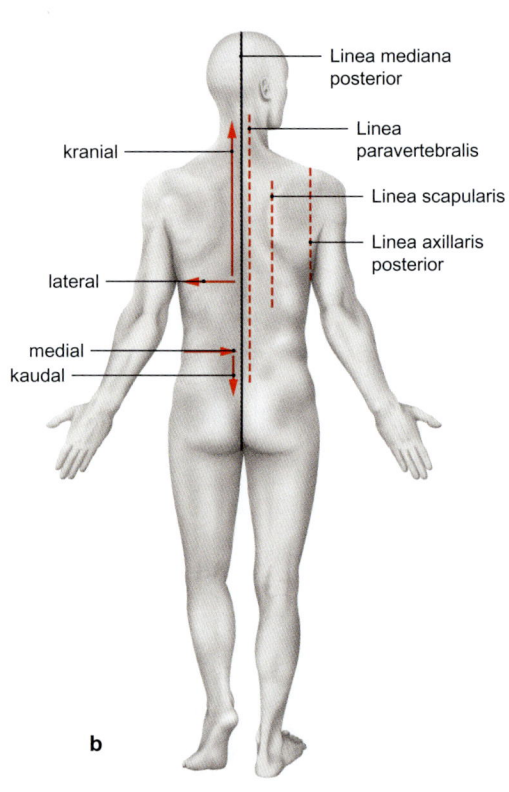

Linea mediana
posterior

Linea
paravertebralis

Linea scapularis

Linea axillaris
posterior

kranial

lateral

medial

kaudal

b

Abb. 2 Orientierungslinien sowie Richtungs- und Lagebezeichnungen. [L127]
b Ansicht von dorsal

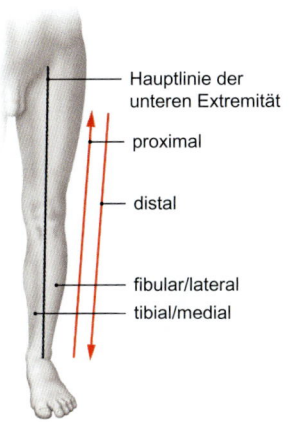

Hauptlinie der
unteren Extremität

proximal

distal

fibular/lateral
tibial/medial

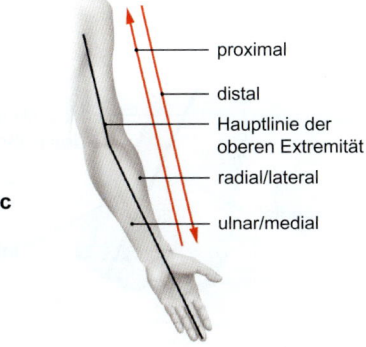

proximal

distal

Hauptlinie der
oberen Extremität

radial/lateral

ulnar/medial

c

Abb. 2 Orientierungslinien sowie Richtungs- und Lagebezeichnungen. [L127]
c Untere Extremität von ventral, obere Extremität mit supinierter Hand

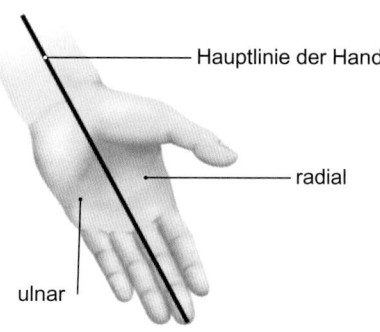

Hauptlinie der Hand

radial

ulnar

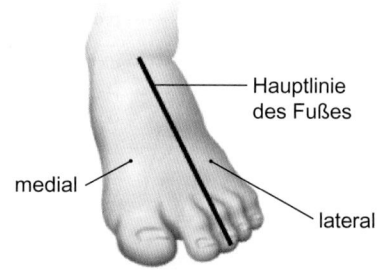

Hauptlinie des Fußes

medial

lateral

d

Abb. 2 Orientierungslinien sowie Richtungs- und Lagebezeichnungen. [L127]
d Hand von palmar und Fuß von ventral

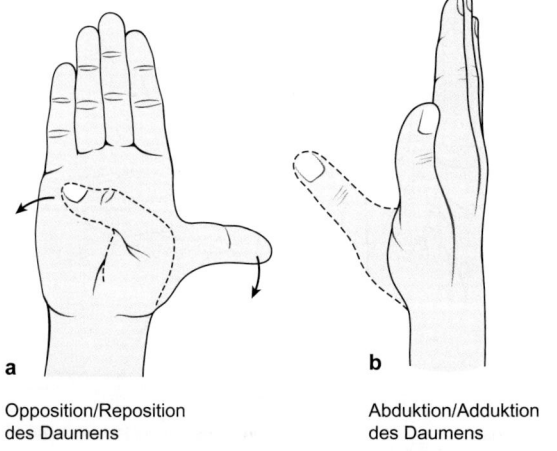

a

b

Opposition/Reposition
des Daumens

Abduktion/Adduktion
des Daumens

Abb. 3 Bewegungsbezeichnungen. [L126]

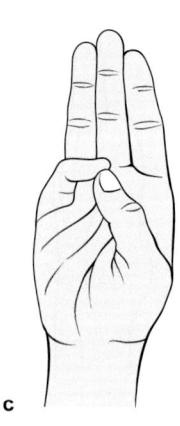

c

Opposition
(Daumen-Kleinfinger-Probe)

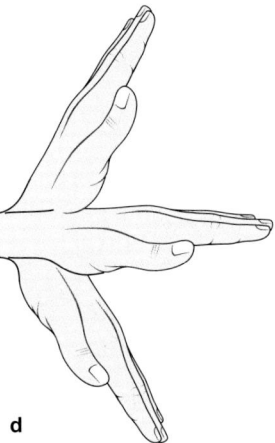

d

Dorsalextension/Palmarflexion
der Hand

Abb. 3 Bewegungsbezeichnungen. [L126]

53

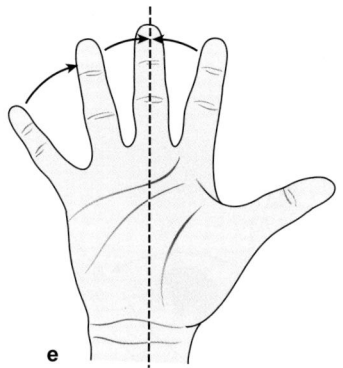

Adduktion der Finger

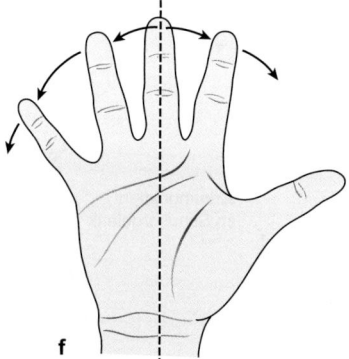

Abduktion der Finger

Abb. 3 Bewegungsbezeichnungen. [L126]

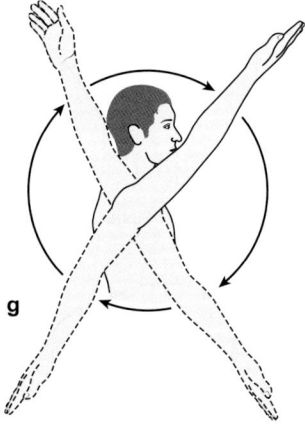

g

Zirkumduktion
im Schultergelenk

Abb. 3 Bewegungsbezeichnungen. [L126]

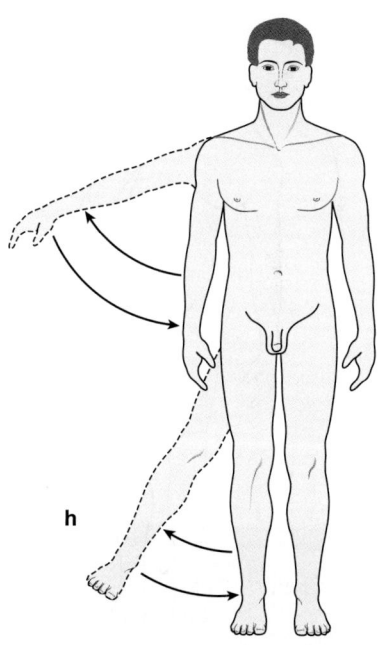

h

Abduktion/Adduktion
des Arms und des Beins

Abb. 3 Bewegungsbezeichnungen. [L126]

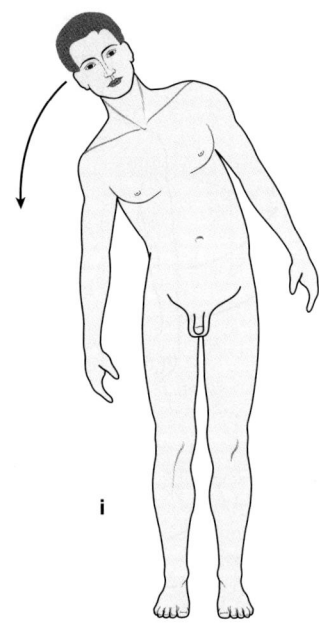

i

Lateralflexion
des Rumpfes

Abb. 3 Bewegungsbezeichnungen. [L126]

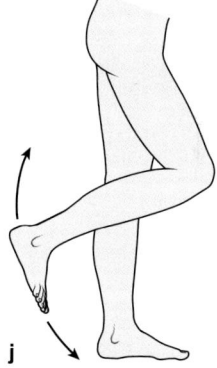

j

Flexion/Extension
im Kniegelenk

Abb. 3 Bewegungsbezeichnungen. [L126]

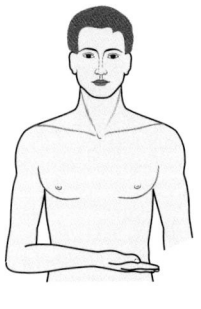

k Innenrotation im
Schultergelenk

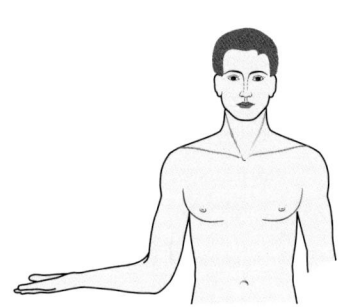

l Außenrotation im
Schultergelenk

Abb. 3 Bewegungsbezeichnungen. [L126]

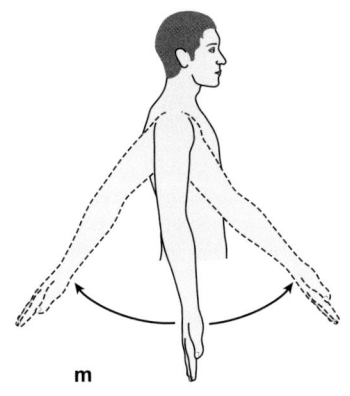

m

Anteversion/Retroversion
des Arms

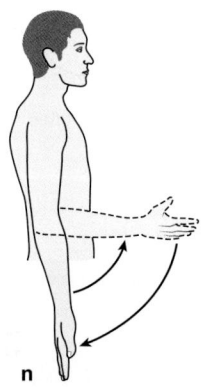

n

Flexion/Extension im
Ellenbogengelenk

Abb. 3 Bewegungsbezeichnungen. [L126]

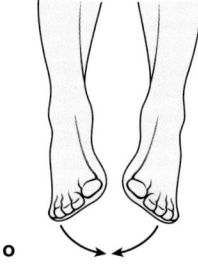

o

Inversion des Fußes

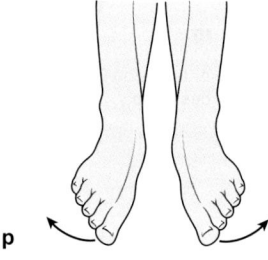

p

Eversion des Fußes

Abb. 3 Bewegungsbezeichnungen. [L126]

61

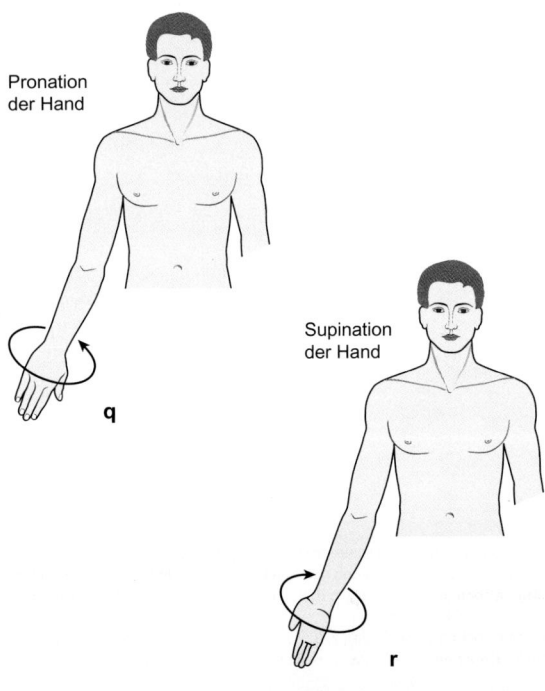

Pronation
der Hand

q

Supination
der Hand

r

Abb. 3 Bewegungsbezeichnungen. [L126]

Abb. 4 Skelett, Systema sceletale; Ansicht von ventral. [L127]

Die Knochen des Skeletts werden nach ihrer Form und ihrer Struktur eingeteilt in:

• **lange Knochen** (Ossa longa), z. B. Röhrenknochen der Extremitäten, wie Oberschenkel- und Oberarmknochen

• **kurze Knochen** (Ossa brevia), z. B. Handwurzel- und Fußwurzelknochen

• **flache Knochen** (Ossa plana), z. B. Rippen, Brustbein, Schulterblatt, Darmbein, Knochen des Schädeldachs

• **lufthaltige Knochen** (Ossa pneumatica), z. B. Stirnbein, Siebbein, Keilbein, Oberkiefer, Felsenbein

• **unregelmäßige Knochen** (Ossa irregularia, lassen sich den anderen Knochen nicht zuordnen), z. B. Wirbel, Unterkiefer

• **Sesambeine** (Ossa sesamoidea, in Sehnen eingelagerte Knochen), z. B. Kniescheibe, Erbsenbein

• **akzessorische Knochen** (Ossa accessoria, zusätzliche, nicht bei jedem Menschen vorkommende Knochen), z. B. Nahtknochen am Schädel, Halsrippe

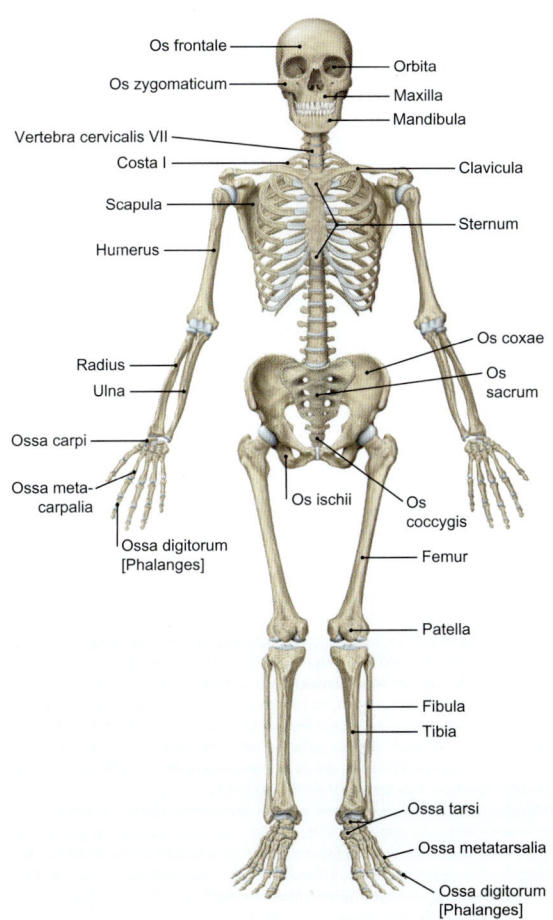

Os frontale

Os zygomaticum

Vertebra cervicalis VII

Costa I

Scapula

Humerus

Radius

Ulna

Ossa carpi

Ossa meta-
carpalia

Ossa digitorum
[Phalanges]

Os ischii

Orbita

Maxilla

Mandibula

Clavicula

Sternum

Os coxae

Os
sacrum

Os
coccygis

Femur

Patella

Fibula

Tibia

Ossa tarsi

Ossa metatarsalia

Ossa digitorum
[Phalanges]

Abb. 5 Halte und Bewegungsmuskulatur.

Die mehr als 600 Muskeln des Menschen machen zwischen 25 % (Frau) und 40 % (Mann) des Körpergewichts aus und benötigen in Ruhe 20 % des Ruheenergieumsatzes. Der Wert kann bei sportlicher Höchstleistung auf 90 % steigen.

Man unterscheidet funktionell innerhalb der Arbeitsmuskulatur, die auch als extrafusale Muskulatur bezeichnet wird, zwischen **Haltemuskulatur (tonische Muskeln)** und **Bewegungsmuskulatur (phasische Muskeln).** Die Haltemuskulatur **(rote Muskulatur)** ist auf Dauerleistung ausgelegt, ermüdet nur langsam und besitzt eine sehr gute Blutgefäßversorgung (z. B. M. adductor longus). Die Bewegungsmuskulatur **(weiße Muskulatur)** dient schnellen, kurzen und kraftvollen Kontraktionen, ermüdet schneller, ist weniger mit Kapillaren versorgt und arbeitet vorwiegend anaerob (z. B. M. biceps brachii, Mm. Vastus lateralis und medialis, M. tibialis anterior). Personen, die Ausdauersportarten betreiben (Marathon), besitzen mehr rote Muskulatur; Personen, die Sportarten mit kurzer, schneller Muskelarbeit betreiben (Sprinter), besitzen mehr weiße Muskulatur.

Ein Muskel (oder eine Muskelgruppe) bewegt sich niemals allein, sondern ist fast immer von einem oder mehreren Gegenspielern (Antagonisten) abhängig. So stehen an der oberen oder unteren Extremität den Streckern (Agonisten) die Beuger (Antagonisten) gegenüber. Man unterscheidet grundsätzlich zwei Arten der Muskelarbeit: **statische** und **dynamische Muskelarbeit.** Beim Fahrradfahren verrichten beispielsweise die Arm-, Nacken- und Rückenmuskeln neben den Gelenkbändern statische Arbeit, indem sie den Oberkörper und Kopf fixieren, während die Muskeln, die am Tretvorgang beteiligt sind, dynamische Muskelarbeit verrichten.

65

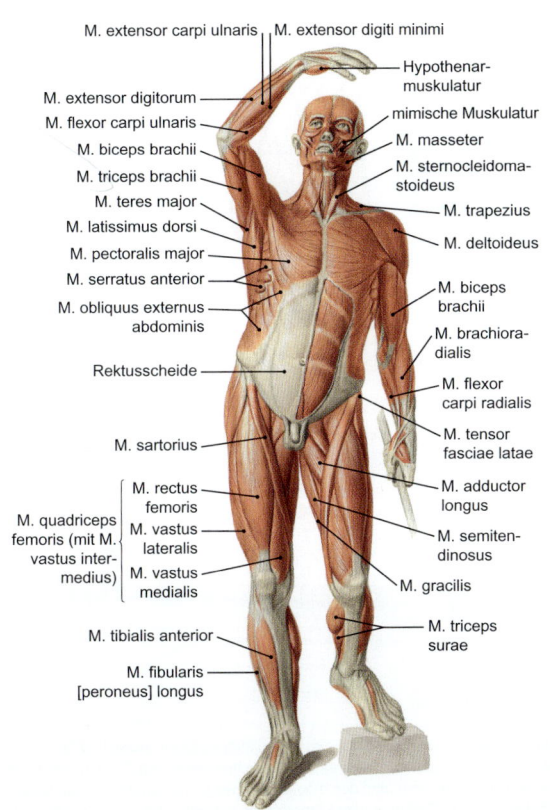

M. extensor carpi ulnaris | M. extensor digiti minimi

Hypothenar-
muskulatur

M. extensor digitorum

mimische Muskulatur

M. flexor carpi ulnaris

M. masseter

M. biceps brachii

M. sternocleidoma-
stoideus

M. triceps brachii

M. teres major

M. trapezius

M. latissimus dorsi

M. deltoideus

M. pectoralis major

M. serratus anterior

M. biceps
brachii

M. obliquus externus
abdominis

M. brachiora-
dialis

Rektusscheide

M. flexor
carpi radialis

M. tensor
fasciae latae

M. sartorius

M. adductor
longus

M. rectus
femoris

M. quadriceps
femoris (mit M.
vastus inter-
medius)

M. vastus
lateralis

M. semiten-
dinosus

M. vastus
medialis

M. gracilis

M. tibialis anterior

M. triceps
surae

M. fibularis
[peroneus] longus

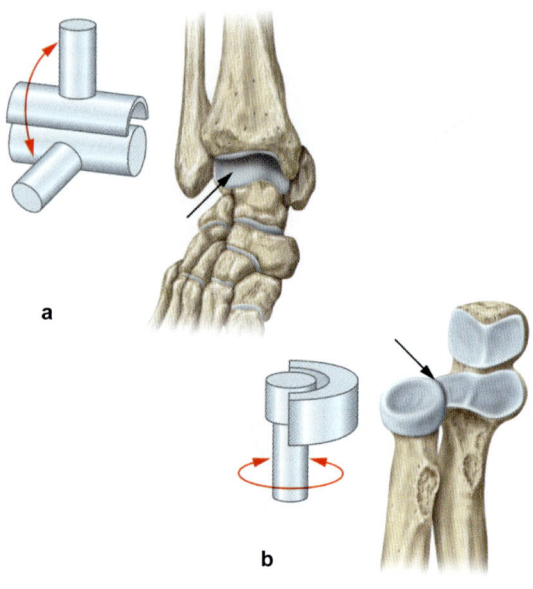

Abb. 6 Gelenke, Juncturae synoviales [Articulationes, Diarthroses]. [L127]
Gelenke besitzen normalerweise einen erheblichen Bewegungsumfang. Sie werden entsprechend ihrer Form und den möglichen Bewegungen unterteilt. Man unterscheidet nach der Zahl ihrer (den Körperachsen entsprechenden) Hauptachsen einachsige, zweiachsige und mehrachsige Gelenke.
a Scharniergelenk, Articulatio cylindrica (Ginglymus): einachsiges Gelenk → Flexion und Extension (z. B. Articulatio talocruralis)
b Zapfengelenk, Articulatio conoidea: einachsiges Gelenk → Rotationsbewegungen (z. B. Articulatio radioulnaris proximalis)

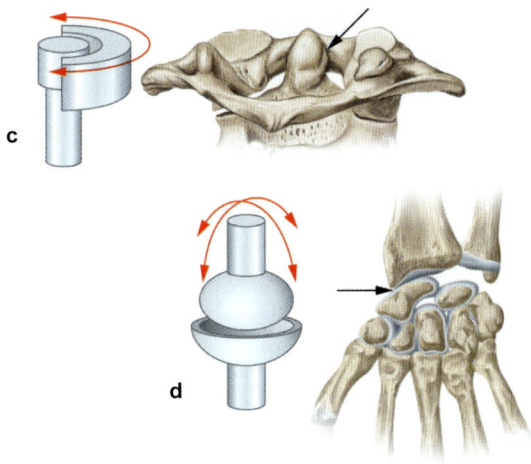

Abb. 6 Gelenke, Juncturae synoviales [Articulationes, Diarthroses]. [L127]
c Radgelenk, Articulatio trochoidea: einachsiges Gelenk →, Rotationsbewegungen (z. B. Articulatio atlantoaxialis mediana)
d Eigelenk, Articulatio ovoidea, Articulatio ellipsoidea: zweiachsiges Gelenk →
Flexion, Extension, Abduktion, Adduktion und leichte Kreiselbewegungen (z. B. proximales Handgelenk)

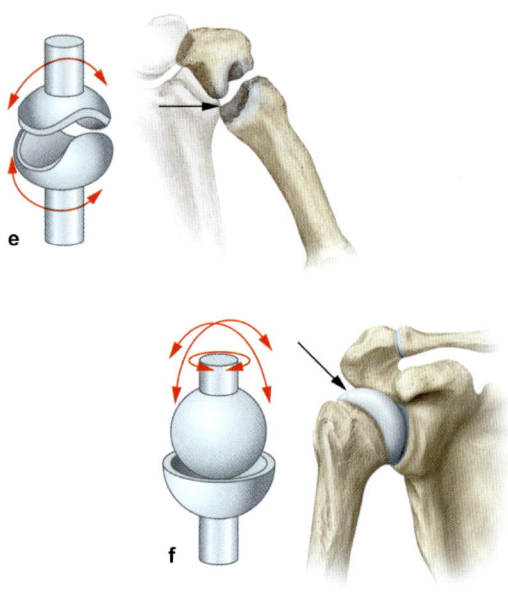

Abb. 6 Gelenke, Juncturae synoviales [Articulationes, Diarthroses]. [L127]
e Sattelgelenk, Articulatio sellaris: zweiachsiges Gelenk → Flexion, Extension, Abduktion, Adduktion und leichte Kreiselbewegungen (z. B. Daumensattelgelenk)
f Kugelgelenk, Articulatio spheroidea: mehrachsiges Gelenk → Flexion, Extension, Abduktion, Adduktion, Innenrotation, Außenrotation und Kreiselbewegungen (z. B. Schultergelenk)

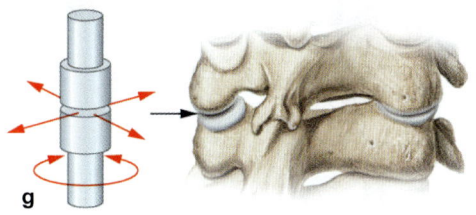

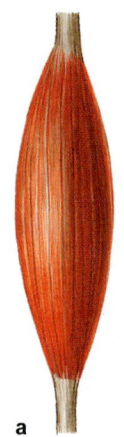 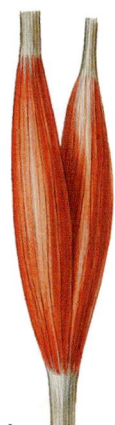

a **b**

Abb. 7 Muskeltypen.

Muskeln können eingeteilt werden: (1) nach der Anordnung ihrer Muskelfasern (paralleler Verlauf zur Zugrichtung der Sehne mit ausgiebigen Bewegungen bei geringer Kraft oder gefiedert = schräger Verlauf der Muskelfasern in einem bestimmten spitzen Winkel [Fiederungswinkel] mit langen, breiten Sehnen bei hoher Muskelkraft); (2) Anzahl der Muskelköpfe (1, 2 oder mehrere); (3) nach Unterschieden in der Gelenkbeteiligung (je nachdem, ob ein Muskel an Bewegungen in einem oder zwei Gelenken beteiligt ist oder keine Beziehung zu einem Gelenk hat: eingelenkige Muskeln, zweigelenkige Muskeln, mimische Muskeln ohne Gelenkbeteiligung); (4) oder nach ihrer Form. Dabei besitzen Skelettmuskeln mikroskopisch eine Querstreifung und lassen sich nach ihrer Kontur einteilen in:

a einköpfige, parallelfaserige Muskeln (Musculus fusiformis)
b zweiköpfige, parallelfaserige Muskeln (Musculus biceps)

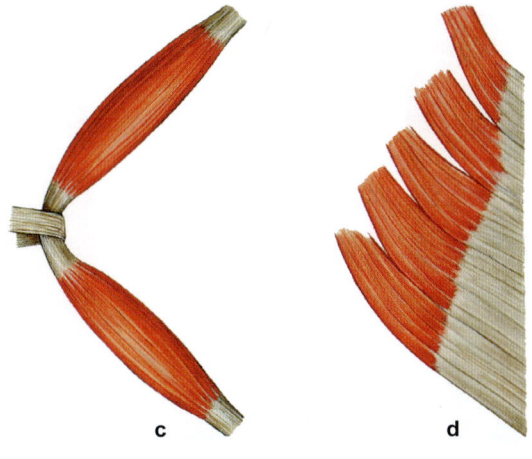

c

d

Abb. 7 Muskeltypen.
c zweibauchige, parallelfaserige Muskeln (Musculus biventer)
d mehrköpfige, flache Muskeln (Musculus planus)

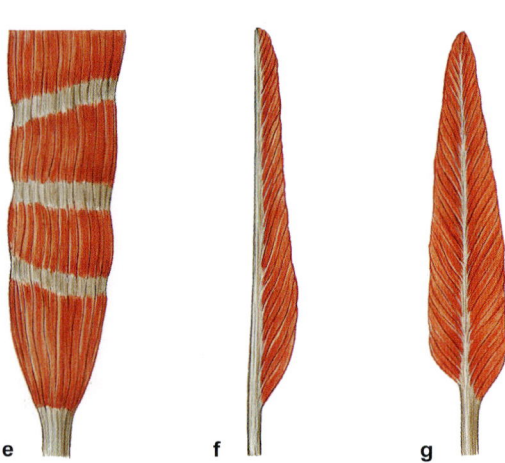

e   f   g

Abb. 7 Muskeltypen.
e durch Zwischensehnen unterteilte **mehrbauchige Muskeln** (Musculus intersectus)
f einfach gefiederte Muskeln (Musculus semipennatus)
g mehrfach gefiederte Muskeln (Musculus pennatus)

Schädelknochen

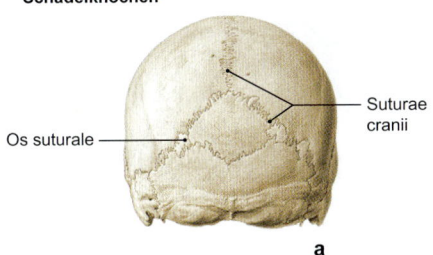

Os suturale

Suturae
cranii

a

**Unregelmäßige
Knochen**

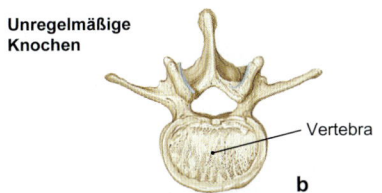

Vertebra

b

Abb. 8 Knochentypen.
a Schädelknochen, Ossa suturalia: eher durch ihre Lage als durch ihre Form charakterisiert
b Unregelmäßige Knochen, Ossa irregularia: so benannt aufgrund ihrer komplexen Form (typischerweise als Ergebnis einer speziellen Funktion); sie können nicht in eine der anderen Kategorien eingeordnet werden, z.B. Vertebrae, Mandibula

Kurze Knochen

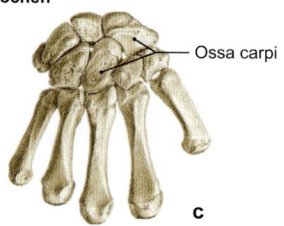

Ossa carpi

c

Flache Knochen

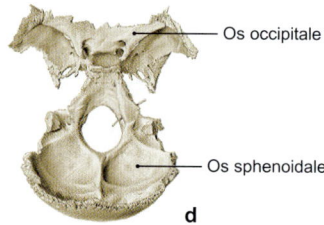

Os occipitale

Os sphenoidale

d

Abb. 8 Knochentypen.
c Kurze Knochen, Ossa brevia: etwa gleich lang und breit, z.B. Handwurzelknochen, Ossa carpi, oder Fußwurzelknochen, Ossa tarsi
d Flache Knochen, Ossa plana: durch ihre dünne, flache Struktur bieten sie eine gute Ansatzfläche für Muskeln, Sehen und Bänder; z.B. Rippen, Sternum, Scapula, Becken, Schädelknochen

Lange (Röhren-)Knochen

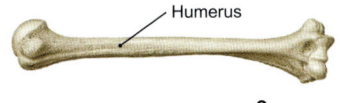

Humerus

e

Sesambeine

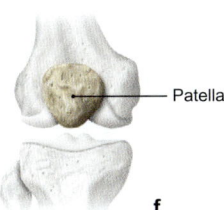

Patella

f

Abb. 8 Knochentypen.

e Lange (Röhren-)Knochen, Ossa longa: sie sind deutlich länger als breit und bestehen aus einem Schaft und einem Endstück, z.B. Femur, Humerus

f Sesambeine, Ossa sesamoidea: eingelagert in Sehnen und meist vorkommend in Regionen, die außerordentlicher Reibung, Spannung oder sonstiger physischer Belastung ausgesetzt sind

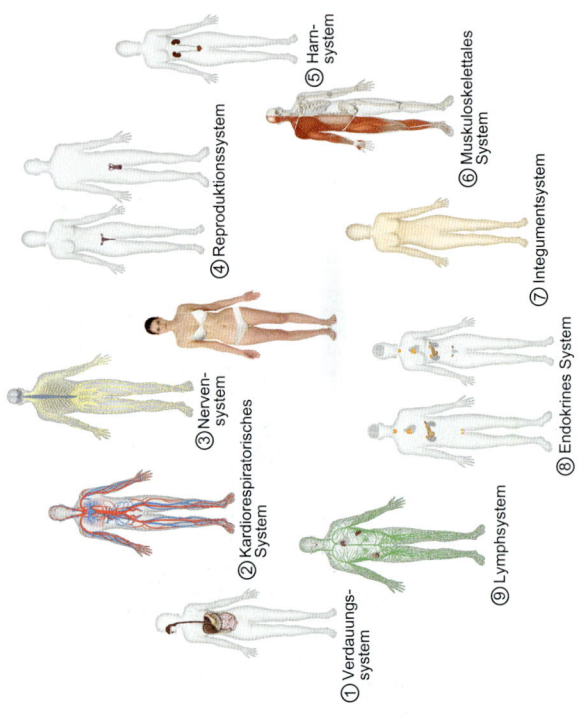

Abb. 9 Anatomische Systeme.
Der menschliche Körper verfügt über neun unterschiedliche anatomische Systeme. Jedes dieser Systeme hat eine für das tägliche Leben essenzielle, spezifische Aufgabe. Die Schädigung eines dieser Systeme führt zur Instabilität des Gesamtsystems. Es folgen Fehlfunktion und schließlich Tod. Die Kenntnis der Beziehung der Systeme untereinander (Anatomie) und deren Funktion (Physiologie) ist notwendig, um die Komplexität des menschlichen Körpers wirklich zu begreifen.

① Verdauungssystem
② Kardiorespiratorisches System
③ Nervensystem
④ Reproduktionssystem
⑤ Harnsystem
⑥ Muskuloskelettales System
⑦ Integumentsystem
⑧ Endokrines System
⑨ Lymphsystem

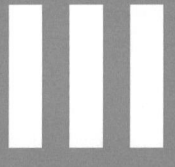

Embryologie

A

Abdominalgravidität Bauchhöhlenschwangerschaft, kann z. B. auftreten, wenn die Eizelle nicht von den Fimbrien des Eileiters aufgefangen und trotzdem von einem Spermium erreicht und befruchtet wird

Ablatio placentae vorzeitige Ablösung der Plazenta aus dem Uterus

Abnabelung Durchtrennung der Nabelschnur nach der Geburt, etwa 2 cm vom kindlichen Körper entfernt

Abort Fehlgeburt, Schwangerschaftsabbruch vor Ende der 24. Schwangerschaftswoche, kann spontan (z. B. bei schweren Fehlbildungen des Kindes, bei extremer psychischer oder körperlicher Belastung der Mutter, im Sinne einer Abstoßungsreaktion) auftreten oder künstlich durch so genannte Abortiva herbeigeführt werden

Abtreibung bewusst herbeigeführter Abbruch einer Schwangerschaft

Achondroplasie genetisch bedingte Störung der Knorpelbildung und dadurch verursachter dysproportionaler Kleinwuchs

Adamantoblasten Zahnschmelz bildende Zellen (Syn.: Ameloblasten)

adrenogenitales Syndrom (AGS) Überproduktion von Androgenen in der Nebennierenrinde mit verminderter Bildung von Glukokortikoiden; beim Mädchen Vermännlichung (Pseudohermaphroditismus), beim Jungen Pseudopubertas praecox

adultus, adult erwachsen

afferent zuführend, Bezeichnung von Nerven, die Informationen zum zentralen Nervensystem leiten

Agenesie vollständiges Fehlen eines Organs durch Nichtanlage in der Embryonalzeit

Agnathie angeborenes Fehlen des Unterkiefers

Akrosom Struktur an der Spitze des Spermiums, die entwicklungsgeschichtlich und funktionell einem Lysosom entspricht und das Eindringen der Samenzelle in die Oozyte ermöglicht

Akrosomreaktion Eindringen des Spermiums in die Eizelle, Verschmelzung beider Zellmembranen

Alkohol-Embryopathie durch Alkoholmissbrauch der Mutter verursachtes Krankheitsbild des Fetus mit Wachstumsverzögerung, Fehlbildungen von Gesicht und Schädel, Herz, Genitalien

Allantois (griech. Wurst) Ausstülpung des Dottersacks, die in den Haftstiel reicht und einen Teil der Kloake bildet

α-Fetoprotein (AFP) Glykoprotein mit unbekannter Funktion, das im Dottersack, in der fetalen Leber und im Darm (auch im Erwachsenen) gebildet wird; physiologische Konzentrationserhöhung bei der Schwangeren und beim Säugling; dient in der Pränataldiagnostik dem Nachweis chromosomaler Defekte, außerdem Verwendung als Tumormarker, insbesondere für Neoplasien der Leber beim Erwachsenen

Amelie angeborenes Fehlen einer Extremität

Amnion (griech. Schafshaut) innerste Schicht der Eihäute, deren Zellen das Fruchtwasser sezernieren; umschließt die Amnionhöhle

Amniozentese Punktion der Amnionhöhle und Fruchtwasserentnahme zur Pränataldiagnostik

Analmembran Verschlussmembran zwischen Analkanal und Afterbucht, Abschnitt der Kloakenmembran; reißt in der Fetalzeit ein

Androgene männliche Sexualhormone

Anenzephalie schwere Fehlbildung von Kopf und Gehirn durch ausbleibenden Verschluss des Neuroporus rostralis

Anomalie Ungleichheit, Unregelmäßigkeit, Entwicklungsstörung

Anovulation Ausbleiben des Eisprungs

anterior vorn, vorderer

APGAR-Score Beurteilung des Zustands eines Neugeborenen anhand von Atmung, Puls, Grundtonus, Aussehen und Reflexen; jedem dieser Faktoren wird dabei ein Zahlenwert zugeordnet; benannt nach der amerikanischen Anästhesistin Virginia Apgar

Aplasie Nichtausreifung eines embryonal angelegten Organs

Apoptose kontrollierter Zelltod

Arnold-Chiari-Syndrom Vorwölbung des Kleinhirns in den Wirbelkanal

assistierte Befruchtung Überbegriff für alle Formen der künstlichen Befruchtung (z. B. Insemination, In-vitro-Fertilisation)

Aszensus Aufstieg

Atavismus spontaner Wiederauftritt von in der Phylogenese abgelegten Merkmalen einer Spezies, z. B. starke Körperbehaarung, Uterus bicornis, mehrere Brustwarzen entlang der ehemaligen Milchleiste

Atresie Verschluss eines Hohlorgans

Azoospermie das Ejakulat enthält lediglich Drüsensekrete, aber keine befruchtungsfähigen Spermien

B

Babinski-Reflex Pyramidenbahnzeichen, reflexhafte Dorsalflexion der großen Zehe nach Bestreichung der Fußinnenseite; Zeichen einer noch nicht ausgereiften Pyramidenbahn

Basaltemperatur Temperatur, die nach dem morgendlichen Erwachen noch vor dem Aufstehen gemessen wird; ändert sich bei der Frau zyklusabhängig und dient als Anhaltspunkt zur Feststellung des Eisprungs

Beckenendlage für die Geburt ungünstige Lage des Kindes, aus der es mit dem Becken zuerst durch den Geburtskanal tritt

Befruchtung Verschmelzung der haploiden Kerne von Ei- und Samenzelle zur diploiden Zygote

Begattung Geschlechtsverkehr zum Zwecke der Befruchtung

Belegknochen Knochen, die durch desmale Ossifikation entstehen, z. B. Os frontale, Os parietale (Syn.: Deckknochen)

benigne gutartig (bezogen auf Tumoren)

bilateral beidseitig

Blasenmole bläschenförmige Aufblähung der Plazentazotten; tumorartige Proliferation des Trophoblasten, während der Embryoblast degeneriert

Blastem wenig differenziertes Gewebe aus teilungsfähigen Stammzellen, das die Ausgangssubstanz der verschiedenen Organe bildet

Blastomere Zellen, die aus der Teilung der Zygote und ihren Tochterzellen entstehen

Blastozyste Keimling vor der Einnistung in die Gebärmutterschleimhaut, in dem schon eine erste Trennung von Embryoblast und Trophoblast zu erkennen ist; beide Bereiche sind durch einen Hohlraum (Zyste) voneinander getrennt

Blockwirbel Verschmelzung zweier Wirbel, z. B. durch Fehlentwicklung der Chorda dorsalis

C

Cadherin kalziumabhängiges Verbindungsprotein zwischen zwei Zellen; Einteilung nach dem Vorkommen (z. B. E-Cadherin im Epithel, P-Cadherin in der Plazenta)

carcinoembryonales Antigen (CEA) Glykoprotein, das physiologisch nur beim Embryo vorkommt und beim Erwachsenen mit verschiedenen Tumoren (kolorektales Karzinom, Bronchial- und Mammakarzinom) assoziiert ist; dient deshalb als unspezifischer Tumormarker

Carnegie-Stadien Einteilung der Embryonalzeit in 23 Entwicklungsstadien, die durch bestimmte Merkmale des Keimlings charakterisiert werden

Chimäre (dreiköpfiges Ungeheuer in der griech. Mythologie) man unterscheidet:
- **genetischer Chimärismus:** Lebewesen, dessen Erbgut von zwei verschiedenen Spezies stammt; die Verwendung menschlicher Ei- und Samenzellen zur Kombination mit solchen tierischen Ursprungs ist laut Embryonenschutzgesetz untersagt
- **Blut-Chimärismus:** Vorkommen von zwei Blutgruppen in einem Organismus, z. B. bei zweieiigen Zwillingen mit einer Plazenta, durch die der Blutaustausch über Gefäßverbindungen erfolgt; dabei werden keine Antikörper ausgebildet

Chondrokranium Schädelknochen, die durch chondrale Ossifikation gebildet werden, z. B. Os ethmoidale, Zungenbein

Chorda dorsalis embryonales Achsenorgan, wichtig für zahlreiche Induktionsvorgänge; später fast vollständige Degeneration; als einzige

Überreste bleiben die Nuclei pulposi in den Zwischenwirbelscheiben

Chorion Zottenhaut, mittlere der drei Eihäute, entstammt dem Trophoblasten
- **Chorion frondosum:** mit Zotten besetzter Teil des Chorions, der sich im Bereich der Plazenta befindet
- **Chorion laeve** („Zottenglatze"): glatter Teil des Chorions, der den Embryo dort umgibt, wo nicht die Plazenta entsteht

Choriongonadotropin humanes Choriongonadotropin

Chorionzottenbiopsie Punktion der Plazenta zur Gewinnung von Trophoblastzellen im Rahmen der pränatalen Diagnostik

Chromatide Bezeichnung für die beiden gleichen Hälften des Chromosoms, die durch das Zentromer verbunden sind und bei der Mitose voneinander getrennt werden, sie bestehen aus Chromatin

Chromatin Substanz im Zellkern, die aus DNA, RNA und Proteinen besteht; man unterscheidet:
- **Euchromatin:** entspiralisierte Form
- **Heterochromatin:** zu Chromatiden bzw. Chromosomen spiralisierte Form

Chromosom sichtbarer Träger der Erbinformation, besteht hauptsächlich aus DNA und Proteinen (Histonen); man unterscheidet:
- den **diploiden** (doppelten) Satz (beim Menschen 46 Chromosomen), bei dem bis auf die beiden Geschlechtschromosomen jedes Chromosom zweimal vorkommt
- den **haploiden** (einfachen) Satz (beim Menschen 23 Chromosomen)

Chromosomenaberration Abweichungen von der normalen Chromosomenanzahl (z. B. Trisomie 21, Klinefelter-Syndrom) oder Fehler in der normalen Chromosomenstruktur, die Ursache verschiedener genetischer Erkrankungen sind

congenitus angeboren

Contergan Handelsname des Schlaf- und Beruhigungsmittels Thalidomid, dessen Verabreichung an Schwangere in den 1960er Jahren zu schweren Fehlbildungen (v. a. der Extremitäten) der Kinder führte

Corpus luteum (Gelbkörper), Follikelrest, der nach dem Eisprung im Ovar verbleibt und die Hormone bildet, die im Falle einer Befruchtung dem Erhalt der Schwangerschaft dienen; erfolgt keine Schwangerschaft, bildet er sich schnell zurück

Crossing over Austausch von DNA-Abschnitten zwischen zwei homologen Chromosomen während der Prophase der ersten Reifeteilung, Grundlage der Rekombination und der daraus resultierenden Variabilität innerhalb einer Spezies (Syn.: Chiasmabildung)

D

Dandy-Walker-Syndrom zystische Erweiterung des 4. Hirnventrikels, führt zu Entwicklungsstörung des Kleinhirns

Darwin-Höcker Vorsprung am Innenrand der Helix als Varietät bei der Entwicklung der Ohrmuschel, benannt nach dem Naturforscher Charles R. Darwin

Deckknochen Belegknochen, Knochen, die durch desmale Ossifikation entstehen

Defloration Entjungferung, Zerreißen des Hymens (meist beim ersten Geschlechtsverkehr)

Derivat Ableitung, Abkömmling, Struktur, die aus einer anderen hervorgeht

Dermatom Hautbereich, der von einem bestimmten Spinalnerv sensibel versorgt wird

Desmokranium Schädel, der von Belegknochen gebildet wird, die durch desmale Ossifikation entstehen

Desmosom Haftplatte, Zell-zu-Zell-Verbindung, die durch Cadherine gebildet wird

Deszensus (Descensus) Abstieg, Senkung (z. B. Descensus testis: Verlagerung des Hodens aus dem Bauchraum in den Skrotalsack während der Fetalzeit)

Determination Bestimmung, Festlegung, Entwicklung von Zellen und Geweben in einer genetisch festgelegten Art und Reihenfolge

dexter rechts, rechter

Dezidua Bezeichnung für die Uterusschleimhaut während der Schwangerschaft; Unterteilung in Decidua capsularis, Decidua basalis und Decidua parietalis

diaplazentar die Plazentaschranke überschreitend

Diaphyse Knochenschaft, Mittelteil bei Röhrenknochen

Dichotomie Zweiteilung, Aufzweigung in zwei gleiche Teile, Verästelung

Differenzierung Spezialisierung von Zellen und Geweben in Form und Funktion

Diffusion Stofftransport entlang eines Konzentrationsgefälles

DiGeorge-Syndrom Fehlbildung der 3. und 4. Schlundtasche und ihrer Abkömmlinge (Thymus, Nebenschilddrüse); Symptome sind u. a. Hypokalzämie, Herzfehler, Wachstumsstörungen, Infektionsanfälligkeit, Gesichtsfehlbildungen

Diktyotän Ruhestadium der Oozyten innerhalb der ersten meiotischen Teilung, dauert vom Ende der Embryonalzeit bis zur Pubertät und länger

diploid zweifach, bezogen auf den Chromosomensatz der menschlichen Zelle; bedeutet, dass von den 46 Chromosomen jedes doppelt vorhanden ist (bis auf die Geschlechtschromosomen beim Mann)

Diplotän Abschnitt der Prophase der Meiose

diskoid scheibenförmig

distal entfernt, bezogen auf den Rumpf weiter entfernt als eine andere Struktur, Gegenteil: proximal (die Verknüpfung des Wortes mit einem Bezugspunkt ist wichtig!)

Divertikel Ausstülpung aus einem Hohlorgan, z. B. Meckel-Divertikel

dizygot zweieiig, bezogen auf Zwillinge

DNA (DNS) Desoxyribonukleinsäure; Träger der genetischen Information

Doppelfehlbildung Folge einer unvollständigen Durchtrennung des Embryoblasten; Entstehung siamesischer Zwillinge, deren zwei Körper in unterschiedlichem Ausmaß miteinander verwachsen sind

dorsal hinten, rückseitig

Dotter Ernährungs- und Aufbausubstanz innerhalb der Eizelle

Dottergang Ductus vitellinus, Ductus omphaloentericus; schmale Verbindung zwischen Mitteldarm und sekundärem Dottersack; als Rest des Dottergangs kann im Erwachsenen ein Meckel-Divertikel zu finden sein

Dottersack flüssigkeitsgefüllter Raum an der Ventralseite des Embryos mit Verbindung zum Darmrohr; Unterscheidung von primärem und sekundärem Dottersack

Down-Syndrom Trisomie 21; Fehlbildungskomplex, der auf einer Verdreifachung des Chromosoms 21 beruht; Symptome sind unter anderem geistige Retardierung, Kleinwuchs, Makroglossie, Epikanthus

Ductus arteriosus (Botalli): arterielle Kurzschlussverbindung im fetalen Kreislauf zwischen Aortenbogen und Truncus pulmonalis; obliteriert nach der Geburt zum Lig. arteriosus

Ductus venosus (Arantii) venöse Kurzschlussverbindung im fetalen Kreislauf zwischen Nabelvene und Vena cava inferior; obliteriert nach der Geburt zum Lig. venosum

duplex doppelt

Dysgenesie fehlerhafte Anlage eines Organs

Dysmelie Fehlbildung der Extremitäten

Dysplasie fehlerhafte Entwicklung eines Organs

E

E

Edwards-Syndrom Trisomie 18; Fehlbildungskomplex, der auf einer Verdreifachung des Chromosoms 18 beruht; Symptome sind unter anderem: Kleinwuchs, Gesichtsfehlbildungen, meist tödlich im 1. Lebensjahr

efferent ableitend; bezogen auf Nerven solche, die Informationen vom Gehirn in die Peripherie leiten

Eihäute Fruchthüllen; Amnion und Chorion von kindlicher, Dezidua von mütterlicher Seite

Eisprung s. Ovulation

Eizelle Oozyte, weibliche Keimzelle

Ejakulat Sperma, Samenflüssigkeit des Mannes, die neben den Spermien auch die Sekrete der Geschlechtsdrüsen enthält

Ejakulation Samenerguss, tritt im Zusammenhang mit dem Orgasmus des Mannes auf

Eklampsie Krämpfe, die in der Schwangerschaft auftreten, verbunden mit hohem Blutdruck

Ektoderm äußeres Keimblatt, aus dem vor allem die Organe des Nervensystems und die Haut hervorgehen

ektope Schwangerschaft Einnistung des Keimlings außerhalb der Gebärmutter (z. B. Eileiterschwangerschaft, Bauchhöhlenschwangerschaft)

Ektopie Vorkommen von Gewebe an für dieses Organ untypischen Stellen

Embryo Bezeichnung für den Keimling bis zur 8. Woche; während der Embryonalperiode werden alle Organe angelegt

Embryoblast Zellgruppe innerhalb der Blastozyste, aus der der Embryo entsteht; Gegenstück zum Trophoblasten

Embryologie Lehre von der Entwicklung eines Lebewesens bis zu seiner Geburt

Emesis gravidarum Schwangerschaftserbrechen; tritt bei über 50 % der Frauen während der Frühschwangerschaft auf

Endoderm s. Entoderm

endogen innerlich, im Körper entstehend

Endometriose Wachstum von Uterusschleimhautgewebe außerhalb der Gebärmutter; führt oft zu schmerzhaften Menstruationen und kann ein Schwangerschaftshindernis darstellen

Endometrium Gebärmutterschleimhaut, innerste Schicht des Uterus

Entoderm (Syn.: Endoderm) inneres Keimblatt, aus dem vor allem die Organe des Verdauungs- und des Respirationstraktes entstehen

Epiblast obere Schicht der Keimscheibe, aus der das Ektoderm entsteht; liegt zwischen Hypoblast und Amnionhöhle

Epidermis Oberhaut

Epidermisschichten Stratum basale, Stratum spinosum, Stratum granulosum, Stratum lucidum, Stratum corneum

Epimer Mesenchym im dorsalen Dermomyotom der Somiten, aus dem die Streckmuskeln der Extremitäten entstehen

Epiphyse
- Endstücke der Röhrenknochen
- Corpus pineale, Zirbeldrüse im Gehirn

exogen äußerlich, von außen kommend

F

Fertilität Fruchtbarkeit

Fetus Bezeichnung für das ungeborene Kind ab der 8. Entwicklungswoche bis zur Geburt

Flügelplatte dorsaler Bereich des Neuralrohrs, aus der im Rückenmark die sensible Hinterwurzel entspringt

Follikel Bläschen; Schutzgebilde um die Eizelle, bestehend aus Follikelepithelzellen; Stadieneinteilung: Primär-, Sekundär-, Tertiärfollikel und Graaf-Follikel; wandelt sich nach dem Eisprung zum Corpus luteum

Follikel-stimulierendes Hormon (FSH) gonadotropes Hormon des Hypophysenvorderlappens, das auf die Entwicklung und Funktion der Keimdrüsen einwirkt; kontrolliert bei der Frau den Menstruationszyklus und beim Mann die Spermiogenese

Fontanellen knochenfreie Bereiche am kindlichen Schädel, die während der Geburt eine Anpassung des Kopfes an den Geburtskanal und postnatal sein Wachstum ermöglichen

Fruchthüllen s. Eihäute

G

Galaktorrhö spontane Abgabe milchigen Sekrets aus der Brustdrüse außerhalb der Laktationsperiode, z. B. während der Schwangerschaft; Abklärung ist vor allem dann wichtig, wenn die Sekretabgabe nur einseitig besteht

Gameten Keimzellen, Oberbegriff für Oozyten und Spermatozyten

Gametentransfer Einbringen von Spermien oder Eizellen in Eileiter oder Uterus anders als durch den Geschlechtsverkehr

Gametogenese Bildung haploider Keimzellen (Ei- und Samenzellen) aus den diploiden Urkeimzellen

Gametopathie Fehlbildung der Keimzellen, z. B. Chromosomenvermehrung oder -verminderung

Gap Junction Nexus, Kontakt zweier benachbarter Zellen über einen Kanal, der durch sog. Connexine gebildet wird

Gartner-Gang Rest des Wolff-Gangs im weiblichen Organismus, oft im Bindegewebe des Uterus oder des Ovars, kann Zysten bilden

Gastroschisis Bauchwanddefekt, durch den Darmschlingen und auch Teile der Harnblase nach außen treten können; Inzidenz 1 : 9.000 Lebendgeborene

Gastrulation Keimblattbildung; Wanderung von Zellen des Ektoderms zwischen Ektoderm und Entoderm und Entstehung des Mesoderms

Gaumenspalte unvollständige Fusion der rechten und linken Gaumenplatte, wodurch eine Öffnung zwischen Nasen- und Rachenraum bestehen bleibt; kann harten oder weichen Gaumen betreffen und mit Lippen-, Kiefer- und Gesichtsspalten verbunden sein

Geburtsgewicht durchschnittlich 3.400 g bei Jungen, 3.200 g bei Mädchen, sehr variabel

Geburtstermin berechnet sich nach der Naegele-Regel

Gemelli Gemini, Zwillinge

Gen Abschnitt der DNA, der ein bestimmtes Protein codiert (Strukturgen) oder die Transkription der Information anderer Gene steuert (Regulatorgen)

Genese Entstehung, Erzeugung

Genexpression Offenlegen eines DNA-Abschnitts, damit er abgelesen und seine Funktion umgesetzt werden kann

Geschlecht Unterscheidung von chromosomalem, gonadalem, genitalem und psychosozialem Geschlecht; in den meisten Fällen eindeutige Zuordnung zu männlich oder weiblich; Zwischenformen: Intersexualität, kann alle vier Ebenen einzeln oder in Kombination betreffen

Geschlechtschromosom X- und Y-Chromosom

Gesichtsspalten Fehlbildungen im Gesichtsbereich, die auf das mangelhafte Verwachsen der Gesichtswülste zurückgehen; Lippen-, Kiefer- und Gaumenspalten, mediane Gesichtsspalten, laterale Gesichtsspalten

Gestagene Hormongruppe, deren wichtigster Vertreter das Progesteron (weibliches Sexualhormon) ist

Gestation Schwangerschaft

Gestose Erkrankung der Schwangeren, die durch hohen Blutdruck und dessen Wirkung auf Gehirn (Krampfanfälle), Nieren (Harnverhalt) und Leber gekennzeichnet ist; Gestosen stellen eine Gefahr für Mutter und Kind dar

Goethe-Knochen Os incisivum, benannt nach seinem Entdecker Johann Wolfgang von Goethe

Gonaden Geschlechtsdrüsen, Ovar bei der Frau, Hoden beim Mann

Gonorrhö häufigste Geschlechtskrankheit, ausgelöst durch das Bakterium Neisseria gonorrhoeae

G-Proteine GDP-bindende Proteine in der Zellmembran, die als Teil eines Rezeptors die Weitergabe extrazellulärer Informationen in die Zelle bewirken

Graaf-Follikel sprungreifer Follikel, Follikel kurz vor der Ovulation, der die Eizelle freigibt und sich danach zum Corpus luteum umwandelt

Gravida die Schwangere

Gravidität die Schwangerschaft

Grundplatte ventraler Bereich des Neuralrohrs, aus dem im Bereich der Wirbelsäule die motorische Vorderwurzel entspringt

Gubernaculum bindegewebiges Band, das dem fetalen Hoden als Führungslinie bei seinem Deszensus in den Skrotalsack dient

Gynäkomastie feminine Ausprägung der Brust (ein- oder beidseitig) bei Männern, z. B. hervorgerufen durch einen Mangel an Androgenen, einen Überschuss an Östrogenen oder auch im Zusammenhang mit einer Adipositas

H

Halsrippe überzählige Rippe im Halsbereich, kann bei entsprechender Größe Blutgefäße und Nerven des Halses beeinträchtigen

HCG s. humanes Choriongonadotropin

Hemmungsfehlbildung Fehlbildung, die durch eine vorzeitige Beendigung der Entwicklung entsteht

humanes Choriongonadotropin (HCG) Hormon der Plazenta, das der Aufrechterhaltung der Funktion des Corpus luteum in den ersten Schwangerschaftswochen dient und sehr früh im mütterlichen Urin nachgewiesen werden kann; wird deshalb als Substrat des Schwangerschaftstests verwendet

Hydrozephalus Wasserkopf, abnorm großer Kopf durch Einlagerung von Flüssigkeit; man unterscheidet:
- **externer** Hydrozephalus: Ausdehnung des Subarachnoidalraumes
- **interner** Hydrozephalus: Ausdehnung der Hirnventrikel

Hymen Jungfernhäutchen, Schleimhautfalte am Eingang der Vagina mit einer nur kleinen Öffnung, die meist beim ersten Geschlechtsverkehr einreißt

Hyperplasie vermehrtes Wachstum eines Gewebes durch Zunahme der Zellzahl

Hypertrophie vermehrtes Wachstum eines Gewebes durch Zunahme der Zellgröße

Hypoblast unterer Teil der Keimscheibe, aus dem das Entoderm entsteht; liegt zwischen Epiblast und primärem Dottersack

Hypomer Mesenchym im ventralen Dermomyotom der Somiten, aus dem die Beugemuskeln der Extremitäten entstehen

Hypoplasie Wachstumsminderung, Minderentwicklung eines Organs

I

Infertilität Unfruchtbarkeit; nach erfolgter Befruchtung stirbt der Keimling frühzeitig ab, es kommt nicht zu einer normalen Schwangerschaft und der Geburt eines Kindes

Implantation Einpflanzung, Einnistung des Keimlings in die Gebärmutterschleimhaut zwischen dem 7. und 12. Entwicklungstag

Interneuron Schaltneurone, kurze Nervenfasern, die innerhalb der grauen Substanz des ZNS auf andere Neurone hemmend oder verstärkend einwirken

in vitro wörtlich: im Glas bzw. Reagenzglas; Gegenteil von in vivo: im Körper

In-vitro-Fertilisation Befruchtung außerhalb des Körpers

in vivo im Körper, nicht im Labor

Inzidenz Anzahl der neuen Fälle einer bestimmten Krankheit in einer bestimmten Zeit

K

Kapazitation Absonderung der Glykoproteinhülle des Akrosoms eines Spermiums nach Kontakt mit den Sekreten des weiblichen Genitaltrakts; dient der Aktivierung des Spermiums; ermöglicht die Akrosomreaktion

kaudal unten, „schwanzwärts"

Keimbahn alle Vorläufer von Ei- und Samenzelle

Kloake kaudales gemeinsames Ende des Darm- und Urogenitaltraktes, das später in Analkanal und Sinus urogenitalis geteilt wird

Klonen künstliche Erzeugung genetisch identischer Lebewesen oder Zellen

Koitus Beischlaf, Geschlechtsverkehr, Kohabitation

Kolobom Schlüssellochform der Pupille durch Nichtschluss der Augenbecherspalte; betroffen sein können Iris, Linse, Choroidea und N. opticus

konnatal angeboren, während der Geburt erworben

Kontrazeption Empfängnisverhütung; bekannt sind unterschiedliche Methoden, z. B. Zeitwahlmethode, Kondom, „Pille"

Konzeption Empfängnis

Konzeptionsoptimum Zeitpunkt, zu dem der Geschlechtsverkehr mit größter Wahrscheinlichkeit zu einer Befruchtung führt; liegt um den Tag des Eisprungs, der z. B. mittels Temperaturmethode bestimmt werden kann

Kotyledon Plazentateilstück mit einem zentralen Zottenbaum; auf der mütterlichen Seite der Plazenta stellen sich die Kotyledonen als unregelmäßig geformte Felder dar

kranial oben, kopfwärts

Kryokonservierung Einfrierung, z. B. von Keimzellen

L

Lanugo-Haare weiche Flaumhaare des Fetus, die kurz vor oder nach der Geburt ausfallen

luteinisierendes Hormon (LH) gonadotropes Hormon des Hypophysenvorderlappens; bewirkt bei der Frau die Follikelreifung und Auslösung der Ovulation, beim Mann die Reifung und Funktion der Leydig-Zwischenzellen (Androgen-Produktion)

M

maligne bösartig (bezogen auf Tumoren)

Meckel-Divertikel Rest des Ductus vitellinus, Ausstülpung des Ileums in Richtung Nabel; kommt bei 1–3 % der Erwachsenen vor

M

Meiose Bezeichnung für die Teilungsvorgänge der Geschlechtszellen; Reduktionsteilung, bei der der diploide Chromosomensatz (C2n2) in zwei Schritten zum haploiden Chromosomensatz (C1n1) reduziert wird

Mekonium „Kindspech", durch hohen Bilirubingehalt (Abbau des fetalen Hämoglobins!) schwarz-grün gefärbter Stuhl des Fetus, der meist kurz nach der Geburt abgesetzt wird

Meningozele Ausstülpung der Rückenmarkshäute bei Spina bifida (Spaltbildung der Wirbelsäule)

Meningomyelozele Ausstülpung von Rückenmarkshäuten und Rückenmark bei Spina bifida

Menopause letzte vom Ovar gesteuerte Menstruation, normalerweise zwischen dem 45. und 50. Lebensjahr

Menstruation Abstoßung der Gebärmutterschleimhaut, nachdem keine Implantation einer Blastozyste stattgefunden hat; monatlich auftretende Blutung, über 3–7 Tage

Mesenchym embryonales Bindegewebe

Mesoderm mittleres der drei Keimblätter, aus dem sich vor allem die Muskulatur und das Skelett sowie die Organe des Urogenitalsystems bilden

Mikrovilli Ausstülpungen der Zellmembran („Bürstensaum") zur Vergrößerung der Stoffaustauschfläche

Mitose Bezeichnung für die Teilungsvorgänge bei den Körperzellen, bei der aus einer Mutterzelle zwei identische Tochterzellen mit jeweils diploidem Chromosomensatz entstehen

Morula „Maulbeere", Bezeichnung für das Vielzellstadium des Keimlings, bevor er sich zur Blastozyste entwickelt

Myotom Teil der Somiten, aus dem sich die Anlage der Rumpf- und Extremitätenmuskulatur entwickelt

N

Nabelschleife Bereich des Mitteldarms, der sich im Wachstum in die Nabelschnur ausbreitet, sich dort dreht und später zurückgezogen wird (entwicklungsbedingter Nabelbruch)

Nabelschnur Funiculus umbilicalis, strangförmige Struktur, die den Embryo bzw. den Fetus mit der Plazenta verbindet und die Nabelarterien und -vene enthält

Naegele-Regel Formel zur Berechnung des Geburtstermins: erster Tag der letzten Regel plus ein Jahr minus drei Kalendermonate plus/minus × Tage

Neuromere Segmente des Neuralrohrs, verlieren sich bei der Bildung der Gehirnbläschen; dem Dienzephalon werden die Neuromere D1 und D2, dem Mesenzephalon M1 und M2 und dem Rhombenzephalon Rh1 bis Rh7 zugeordnet

Neurulation Bildung des Neuralrohrs aus der Neuralplatte, die sich zu den beiden Neuralwülsten erhebt

Nidation Einnistung der Blastozyste in die Gebärmutterschleimhaut

O

Obliteration Verschluss eines Hohlorgans oder Gefäßes

Östrogen weibliches Geschlechtshormon

Oligozoospermie Verminderung der Spermienzahl auf weniger als 60 Mio./ml

Omphal Vorsilbe mit der Bedeutung Nabel

Omphalozele Nabelschnurbruch; Vorfall der Baucheingeweide im Bereich des Nabels

Oogenese Entstehung, Wachstum und Reifung der weiblichen Eizelle im Ovar

Oozyte Eizelle, weibliche Keimzelle

Osteoid von den Osteoblasten sezernierte Interzellularsubstanz, überwiegend aus anorganischem Material bestehend

Osteon Struktur innerhalb des Knochens, bestehend aus mehreren Lagen Knochenlamellen, die sich um einen Havers-Kanal mit Gefäßen und Nerven legen

Ovar Eierstock, weibliche Keimdrüse, in der sich die verschiedenen Reifestufen der Eizelle und die Follikel befinden

Ovarialzyklus sich regelmäßig wiederholender Reifungsablauf in den Ovarien: Follikelreifung, Eisprung, Bildung des Corpus luteum; parallel dazu findet im Uterus der Menstruationszyklus (Aufbau und Abstoßung der Gebärmutterschleimhaut) statt

Ovulation Eisprung

Ovulationshemmer synthetische Hormone, die der Schwangerschaftsverhütung dienen, indem sie den Eisprung unterdrücken

Ovulationsinduktion künstliche (hormonelle) Stimulation der Eierstöcke zur Abgabe von Eizellen

Ovum Ei, Eizelle

P

parietal seitlich

perinatal während der Geburt

Phokomelie Fehlbildung der Extremitäten mit rudimentärer Entwicklung der Röhrenknochen bei normal ausgebildeten Händen/Füßen („Robbengliedrigkeit")

Plazenta Organ, das den Gasaustausch und die Nährstoffübergabe zwischen Mutter und Embryo bzw. Fetus ermöglicht; fungiert außerdem als Hormondrüse; wird als Nachgeburt kurz nach dem Kind ausgestoßen

Pluripotenz Fähigkeit einer Zelle, sich in mehrere verschiedene Zelltypen zu differenzieren

Polkörper kleinere Schwesterzelle der Oozyte, die bei der Teilung der Eizell-Vorstufen entsteht; die biologische Bedeutung ist unbekannt; klinische Bedeutung bei der Präimplantationsdiagnostik

Präimplantationsdiagnostik Untersuchung der ersten embryonalen Zellen (Blastomere) nach der In-vitro-Fertilisation und vor der Implantation auf eventuelle genetische Defekte

Pränataldiagnostik Untersuchung von Fruchtwasser oder Plazentazotten auf eventuelle genetische Defekte des Embryos

Progesteron weibliches Geschlechtshormon

Projektionsneurone Nervenfasern, die das Großhirn mit untergeordneten Strukturen im Hirnstamm oder Rückenmark verbinden

Q

Querlage Seitenlage des Kindes im Uterus, die ein Gebärhindernis darstellt und für Mutter und Kind lebensgefährlich ist, absolute Indikation für eine Schnittentbindung

R

Rathke-Tasche Bereich der Rachenmembran, aus dem sich ein Teil der Hypophyse bildet

rostral vorn, oben, „schnabelwärts"

sagittal von vorn, „in Pfeilrichtung"

Schwangerschaftstest Nachweis von HCG im Urin der Schwangeren, was auf den Erhalt und die Aktivität des Corpus luteum schließen lässt; wird bereits vor Ausbleiben der erwarteten Regel positiv

Serosa Wand der Körperhöhlen, bestehend aus einer inneren Membran (viszerales Blatt), die das Organ überzieht, und einer äußeren Membran (parietales Blatt), das die Höhle auskleidet; in den Spalt zwischen beiden sezernieren die Serosazellen eine Flüssigkeit

simplex einfach

Sklerotom Bereich der Somiten, aus denen sich das Skelett der Wirbelsäule bildet

Somiten Ursegmente, würfelförmige Glieder des paraxialen Mesoderms, die sich in Sklerotome, Dermatome und Myotome differenzieren; anhand der Somitenzahl wird das Alter des Embryos bestimmt

Somatopleura parietales Seitenplattenmesoderm

Spermatogenese Entstehung, Wachstum und Reifung der männlichen Samenzellen (Spermien) im Hoden

Spermatozyte auch Spermium, Samenzelle, männliche Keimzelle

Spina bifida Spaltbildung der Wirbelsäule

Splanchnopleura viszerales Seitenplattenmesoderm

Steroidhormone Hormongruppe mit gemeinsamer charakteristischer Grundstruktur; zu ihnen gehören die Geschlechtshormone (z. B. Östrogene, Gestagene, Testosteron) und die Hormone der Nebennierenrinde

Surfactant (= surface active agent) Flüssigkeit auf den Alveolen, die deren Oberflächenspannung herabsetzt, ihre Entfaltung ermöglicht und damit die Atmung erleichtert; wird von den Typ-II-Pneumozyten etwa ab der 35. Schwangerschaftswoche gebildet

Synzytiotrophoblast Trophoblastzellen ohne Zellgrenzen (Synzytium), mit denen der Keimling in die Gebärmutterschleimhaut vordringt; bilden einen Teil der Plazentazotten

Synzytium Zellverband mit vielen Kernen und ohne Zellgrenzen, der durch Verschmelzung von Zellen entstanden ist

Teratogene Stoffe, deren Einwirken während der Schwangerschaft Fehlbildungen beim Kind verursachen

Teratologie Lehre von den angeborenen Fehlbildungen und ihren Auslösern

Testosteron männliches Geschlechtshormon

Totipotenz Fähigkeit einer Zelle, sich zu einem vollständigen Organismus zu entwickeln

Trophoblast Bereich, der sich innerhalb der Blastozyste von der eigentlichen Keimlingsanlage (Embryoblast) abgrenzt; aus dem Trophoblasten entstehen die kindlichen Anteile der Plazenta und der Eihäute

Turner-Syndrom/Ullrich-Turner-Syndrom X0-Syndrom; Fehlbildungskomplex, der auf dem Fehlen eines Geschlechtschromosoms beruht; Symptome sind u. a. Hypotrophie der Gonaden, Minderwuchs, Pterygium colli

U

ubiquitär überall verbreitet
Übertragung Überschreitung des Geburtstermins
Ullrich-Turner-Syndrom s. Turner-Syndrom
Umbilicus Nabel
unilateral einseitig
Urachus Verbindungsgang zwischen Kloake und Allantois, degeneriert zum Lig. umbilicale medianus zwischen Harnblase und Nabel
Urkeimzellen Vorläufer der Geschlechtszellen (Ovum und Spermium), die sich in der Dottersackwand befinden und von dort in die Gonadenanlagen wandern
urogenital die Harn- und Geschlechtsorgane betreffend
Ursegmente s. Somiten
Uterus Gebärmutter

V

Vagina Scheide
ventral vorn, bauchseitig
Vernix caseosa Fruchtschmiere, Käseschmiere, weißliche Substanz auf der Haut des Neugeborenen, die aus abgeschilferten Zellen, Talgdrüsensekret, Lanugo-Haaren, Lipiden u. a. besteht und intrauterin Schutz vor Stoffen der Amnionflüssigkeit und Wärmeverlust bietet
verus echt, wahr
Vigilanz Wachheit, Bewusstheit, Aufmerksamkeit
viszeral die Eingeweide betreffend, innen

W

Wachstumshormon Somatotropin (STH)
Wachstumsretardierung Verzögerung von Wachstum und Entwicklung mit unterschiedlichen Ursachen, z. B. intrauteriner Nähr- oder Sauerstoffmangel, Alkohol-, Nikotin- oder Drogenmissbrauch der Mutter, pränatale Infektionen, genetische Ursachen
Wassergeburt vergleichsweise schnelle und oft weniger schmerzhafte Geburt, bei der die Gebärende in einer wassergefüllten Wanne sitzt
Wehen schmerzhafte Kontraktionen der Gebärmutter am Ende der Schwangerschaft und während der Geburt, die der Austreibung des Kindes dienen
Wolff-Gang Urnierengang, wird beim Mann zu den Samenwegen und bei der Frau bis auf wenige Reste zurückgebildet

Z

Zahnleiste leistenförmige Ektodermverdickung in Ober- und Unterkiefer, aus denen die Anlagen der Milchzähne und der Zähne des bleibenden Gebisses entstehen
Zahnsäckchen Mesenchymverdichtung in der Umgebung der Zahnanlagen; aus ihm entsteht der Halteapparat des Zahns
Zellzyklus Phasen der Zellreifung und Zellteilung: die G1-Phase dient dem Wachstum und der Neubildung von Zellorganellen; in der S-Phase wird die DNA verdoppelt; in der G2-Phase werden Reparaturen durchgeführt und die Mitose vorbereit, bei der schließlich in der

M-Phase die DNA auf zwei neue Tochterzellen verteilt wird; die G0-Phase stellt als meist dauerhafte Ruhephase den Ausgang aus dem aktiven Zellzyklus dar

Zona pellucida Hüllschicht um die Oozyte

Zyanose Blau- oder Rotfärbung der Haut und Schleimhaut aufgrund von Sauerstoffmangel, z. B. bei angeborenem Herzfehler oder Persistenz des fetalen Kreislaufs nach der Geburt

Zygotän Prophasenabschnitt der ersten Reifeteilung innerhalb der Meiose

Zygote befruchtete Eizelle nach der Verschmelzung der beiden Vorkerne

Zytotrophoblast Zellschicht innerhalb der Plazentazotten, Abkömmling des Trophoblasten